一分钟看懂
检验报告单

主　编　杨　赓　冯　龙
副主编　陈德成　韩　平
编　委　王永梅　韩福生　高兴锋
　　　　杨世杰　潘奕霖　邢媛媛
　　　　刘江涛　焦　建　尤嘉璐
　　　　张　文　徐立涛　路　璐

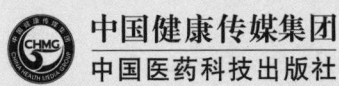

中国健康传媒集团
中国医药科技出版社

内 容 提 要

本书为实用性较强的检验报告单解读科普读物，涵盖血、尿、粪三大常规，肝肾功能，生化全项等 14 项实验室检查及 X 线、CT、B 超等 12 项影像学检查，详细介绍了各项目检查前的注意事项，深入浅出地解析化验、影像报告单中常见的项目和临床意义，旨在帮助广大读者轻松、快速解读检查报告结果。书中内容详实、图文并茂、实例解读，适合于基层医务人员、体检者、患者及其家属和医学爱好者参阅使用。

图书在版编目（CIP）数据

一分钟看懂检验报告单 / 杨赓，冯龙主编 . -- 北京：中国医药科技出版社，2025.4. -- ISBN 978-7-5214-4998-3

Ⅰ. R446.1

中国国家版本馆CIP数据核字第2025GS4266号

美术编辑　陈君杞
责任编辑　高延芳
版式设计　友全图文

出版	中国健康传媒集团 | 中国医药科技出版社
地址	北京市海淀区文慧园北路甲 22 号
邮编	100082
电话	发行：010-62227427　邮购：010-62236938
网址	www.cmstp.com
规格	880×1230 mm $^1/_{32}$
印张	4 $^3/_4$
字数	123 千字
版次	2025 年 4 月第 1 版
印次	2025 年 4 月第 1 次印刷
印刷	北京侨友印刷有限公司
经销	全国各地新华书店
书号	ISBN 978-7-5214-4998-3
定价	29.8 元

版权所有　盗版必究
举报电话：010-62228771
本社图书如存在印装质量问题请与本社联系调换

获取新书信息、投稿、为图书纠错，请扫码联系我们。

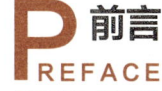

随着健康中国战略的深入推进，定期体检已成为大众健康管理的重要方式之一。然而，面对检验报告单中繁杂的专业指标与数据符号，人们往往陷入解读困境，甚至错失最佳诊疗时机，此类现象亟待改善。

在疾病的诊断和治疗过程中，检查化验是一个不可或缺的环节。通过专业的医学仪器设备，可以检验人体的血液、尿液、粪便及分泌物等多种标本、观察各个器官组织的结构和形态变化，以此了解身体的生理和病理状态。这些检查化验结果不仅有助于医生为患者明确诊断，从而制订精准的治疗方案，还能让患者更清楚地了解自己的病情，进而积极配合治疗，增强战胜疾病的信心。

然而，无论是健康管理还是疾病治疗，当被检者看到化验检查单上那些复杂难解的专业术语和起伏不定的数值、那些或上或下的箭头标记时，往往担忧自己或许已身陷重病之中，产生焦虑情绪。为此，我们汇集三甲医院多学科专家，系统梳理了常见的检验项目，并根据多年临床经验，编写了本书。全书具有以下三个特点。

首先，解析数值波动的临床关联。特别说明医学参考值的统计学特性，提示需综合考虑个体差异、检测系统（仪器型号、试剂批次、操作规范）等影响因素，请以实际临床检验单为准。

其次，提供常规导诊路径：建立"异常指标－疑似疾病－专科指引"三维导诊模型,帮助读者依据检验结果准确选择诊疗科室,避免无效辗转。

最后,实证案例分析解读:精选70余例典型临床案例,完整呈现检验报告单的解析过程。上篇所有案例数据均来源于真实诊疗场景,以可视化图表增强信息传达效率。

本书作为了解检验报告的可靠途径,以及医患沟通的坚实桥梁,通过体系化的知识传递,致力于实现三重价值:消除公众对异常指标的盲目焦虑,培养患者的主动健康管理意识,提升基层医疗资源的配置效率。我们期待,每一位读者阅读本书后,能从容应对检验报告中的每一个符号、数字,在健康管理中变被动为主动。

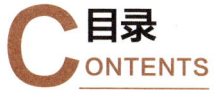

上篇　化验报告单

第一章	血常规检查	1
第二章	尿常规检查	7
第三章	粪常规检查	13
第四章	肝功能检查	19
第五章	肾功能检查	23
第六章	常用血液生化检查	27
第七章	凝血四项检查	33
第八章	风湿免疫病检查	37
第九章	甲功五项及甲状腺抗体检查	42
第十章	女性早早孕试纸及 HCG 检查	45
第十一章	激素六项检查	49
第十二章	男性精液检查	53
第十三章	传染性疾病检查	58
第十四章	肿瘤标记物检查	64

下篇　影像报告单

第十五章　心电图检查	70
第十六章　胸部X线检查	87
第十七章　胸部CT检查	93
第十八章　心脏B超检查	101
第十九章　甲状腺B超检查	106
第二十章　前列腺B超检查	110
第二十一章　乳腺B超检查	116
第二十二章　妇科B超检查	121
第二十三章　脑部CT检查	128
第二十四章　PET/CT检查	131
第二十五章　胃镜检查	134
第二十六章　幽门螺杆菌检查	140

上篇　化验报告单

第一章　血常规检查

一、检查须知

血常规检查前的准备：①不需要空腹检查，检查前1天注意合理饮食，避免食用过于油腻、高蛋白食物及大量饮酒，并尽量保持清淡饮食；②避免剧烈运动，以免影响白细胞计数；③控制饮水量，避免大量饮水而致血液稀释；④注意休息，保证充足睡眠，避免熬夜和劳累；⑤放松心情，避免过度紧张。

二、项目指标及临床意义

项目指标	参考值及临床意义
红细胞计数（RBC）和血红蛋白（Hb）	★参考值 （1）红细胞计数 成年男性：（4.0~5.5）×10^{12}/L 成年女性：（3.5~5.0）×10^{12}/L 新生儿：（6.0~7.0）×10^{12}/L 4周至3个月月龄：3.0×10^{12}/L左右，随后逐渐增加，12岁左右到达正常成人标准 （2）血红蛋白 男性：130~170g/L 女性：120~160g/L 新生儿：170~200g/L

1

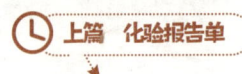

续表

项目指标	参考值及临床意义
红细胞计数（RBC）和血红蛋白（Hb）	★临床意义 （1）红细胞和（或）血红蛋白增多 ①相对性增多，常提示血容量减少。此外，发生严重呕吐、腹泻、大量出汗、甲状腺危象、糖尿病酮症酸中毒等情况时也会出现 ②绝对性增多，临床上称为红细胞增多症，按发病原因又可分为继发性和真性红细胞增多症。其中，继发性是由血液中促红细胞生成素增多导致的，与心、肺疾病，或某些肿瘤、肾脏疾病相关。而真性红细胞增多症则是血液肿瘤的一种表现 （2）红细胞和（或）血红蛋白减少 ①生理性减少，可见于婴幼儿及15岁以下的儿童（红细胞及血红蛋白一般比正常成人低10%~20%）、老年人（造血功能减退）、女性（在妊娠中、晚期血浆容量明显增多，血液被稀释）。这些都属于正常情况 ②病理性减少，可见于因疾病而导致的贫血。最重要的是要找出贫血的原因 建议：如有异常，可于肾内科、内分泌科及血液科寻求进一步诊断
白细胞计数（WBC）	★参考值 成人：$(4\sim10)\times10^9/L$ 6个月至2岁：$(6.0\sim17.5)\times10^9/L$ 新生儿：$(15\sim20)\times10^9/L$ ★临床意义 （1）白细胞增多 ①生理性：主要见于月经前、妊娠、分娩、哺乳期妇女和剧烈运动、兴奋激动、饮酒、进餐后等；新生儿和婴儿高于成人 ②病理性：主要见于各种细菌感染、严重组织损伤或坏死、白血病、恶性肿瘤、尿毒症、糖尿病酮症酸中毒以及有机磷农药等化学药物的急性中毒，应用某些升白细胞的化学药物也会促使白细胞增高

续表

项目指标	参考值及临床意义
白细胞计数（WBC）	（2）白细胞减少 ①疾病：主要见于流行性感冒、再生障碍性贫血、白血病等 ②用药：应用磺胺药、解热镇痛药、部分抗生素、抗甲状腺制剂和抗肿瘤药等 ③特殊感染：如革兰阴性菌感染（伤寒、副伤寒）、结核分枝杆菌感染、病毒感染（风疹、肝炎）和寄生虫感染（疟疾）等 ④其他：放射线、化学品（苯及其衍生物）等的影响 建议：如有异常，可于感染科、血液科寻求进一步诊断
中性粒细胞计数（NE）	★参考值 中性粒细胞百分数：成人50%~70% 中性粒细胞绝对值：成人（1.5~8.0）×10^9/L ★临床意义 （1）中性粒细胞增多 有生理性增多和病理性增多两种情况。其中，生理性增多属正常情况，参见"白细胞增多" 病理性增多主要见于急性感染、严重的组织损伤及大量血细胞破坏、肿瘤等情况时。另外，抽烟和肥胖的人会有轻度的中性粒细胞增多 （2）中性粒细胞减少 常见于感染、血液系统疾病、自身免疫性疾病等。此外，X线、放射性核素等物理因素，苯、铅、汞等化学物质，以及氯霉素、磺胺类药、抗肿瘤药及抗甲状腺药等都可能引起中性粒细胞减少。这也是医生嘱咐一些长期服药的慢性病患者定期复查血常规的原因 建议：如有异常，可于风湿免疫科、血液科寻求进一步诊断
淋巴细胞计数（LYM）	★参考值 淋巴细胞比率：成人20%~40% 新生儿和婴儿40%~60% 1~12岁儿童20%~40% 淋巴细胞绝对值：成人（0.8~4.0）×10^9/L 儿童（3.0~9.5）×10^9/L

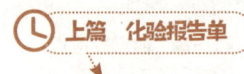

续表

项目指标	参考值及临床意义
淋巴细胞 计数 （LYM）	★临床意义 （1）淋巴细胞增多 ①感染性疾病：主要为病毒感染，如麻疹、风疹、水痘、流行性腮腺炎、病毒性肝炎、腺病毒感染等，以及百日咳杆菌、结核分枝杆菌、布鲁菌、梅毒螺旋体、弓形体等的感染 ②血液系统肿瘤：原发性骨髓疾病包括慢性淋巴细胞白血病、急性淋巴细胞白血病和毛细胞白血病 ③急性传染病的恢复期 ④移植排斥反应：见于移植物抗宿主反应或移植物抗宿主病 ⑤艾滋病病毒感染、吸烟者和自身免疫性疾病（如类风湿关节炎）也可引起反应性淋巴细胞增多 （2）淋巴细胞减少 淋巴细胞减少主要见于应用肾上腺皮质激素、烷化剂、抗淋巴细胞球蛋白等的治疗以及放射线损伤、T淋巴细胞免疫缺陷病、丙种球蛋白缺乏症（B淋巴细胞免疫缺陷）等情况 建议：如有异常，可于感染科、急诊科、血液科寻求进一步诊断
血小板计数 （PLT）	★参考值 血小板计数：（100～300）×10^9/L ★临床意义 （1）血小板增多 原发性增多见于血液系统疾病骨髓增殖性肿瘤，如真性红细胞增多症、原发性血小板增多症、原发性骨髓纤维化早期及慢性髓系白血病等。而反应性增多则可能与急性感染、炎症等相关 （2）血小板减少 ①血小板生成障碍：再生障碍性贫血、急性白血病、感染、药物性抑制、放射性损伤等 ②血小板破坏或消耗增多：上呼吸道感染、系统性红斑狼疮、原发免疫性血小板减少症等 ③血小板分布异常：血液被稀释（输入大量库存血或大量血浆）等 建议：如有异常，可于血液科寻求进一步诊断

三、典型案例

典型血常规检查单如下表所示。

表　典型血常规检查单

医院检验报告单　　　【血】

姓名	性别	年龄	样本号
住院号	病区	床号	
标签取号	样本类型　血	标本状态	临床诊断

缩写	项目名称	结果	参考区间	单位
WBC	*白细胞计数	14.5 ↑	3.5~9.5	$\times 10^9$/L
NEUT%	中性粒细胞百分数	77.4 ↑	40~75	%
LYMPH%	淋巴细胞百分数	15.2 ↓	20~50	%
MONO%-M	单核细胞百分数	7.2	3~10	%
EOS%	嗜酸性粒细胞百分数	0.4	0.4~8	%
BAS%	嗜碱性粒细胞百分数	0.0	0~1	%
NEUT#	中性粒细胞绝对值	9.8 ↑	1.8~6.3	$\times 10^9$/L
LYMPH#	淋巴细胞绝对值	1.2	1.1~3.2	$\times 10^9$/L
MONO#	单核细胞绝对值	0.4	0.1~0.6	$\times 10^9$/L
EOS#	嗜酸性粒细胞绝对值	0.03	0.02~0.52	$\times 10^9$/L
BAS#	嗜碱性粒细胞绝对值	0.00	0~0.06	$\times 10^9$/L
RBC	*红细胞计数	5.28	4.3~5.8	$\times 10^{12}$/L
HGB	*血红蛋白	176 ↑	130~175	g/L
HCT	红细胞比容	50.9 ↑	40~50	%
MCV	平均红细胞容积	100.1 ↑	82~100	fL
MCH	平均血红蛋白含量	27.1	27~34	pg
MCHC	平均血红蛋白浓度	318	316~354	g/L
RDW-CV	红细胞分布宽度	13.1	11.7~15.3	%
PLT	*血小板计数	303	125~350	$\times 10^9$/L
PCT-M	血小板压积	0.308	0.169~0.374	%
MPV-M	平均血小板体积	10.2	8.4~12.7	fL
PDW	血小板分布宽度	15.9	15.5~16.8	%
hs-CRP	超敏 C 反应蛋白	49.8 ↑	0~8	mg/L
SAA	人血清淀粉样蛋白 A	10.98 ↑	≤ 10	mg/L

| 送检医生 | 检验者 | 审核者 |
| 接收时间 | 检验时间 | 报告时间 |

※本报告单仅对本标本负责※

案例分析

从化验报告单可以看出，该患者白细胞、中性粒细胞增高，提示患者可能是在剧烈运动、兴奋激动、饮酒、进餐后进行抽血检验，或存在细菌感染、组织损伤等，可结合患者的临床表现进一步行相关检验，如出现炎症指标升高则建议于感染科就诊以寻求进一步诊断。

第二章 尿常规检查

一、检查须知

尿常规检查前的准备：①取尿时间：原则上对排出的尿液可随时做尿液常规检查，尽量使用新鲜的晨尿。因夜间饮用水较少，从肾脏排出的各种成分都储存在膀胱中，所以可提高阳性率；②送检时间应在1小时内，因各种成分会随时间变化，易造成检测误差。为此住院期间最好留晨尿检查，门诊患者因就诊时间的限制可以保留随机尿液进行检查。一般留取约10ml；③排尿时取中段尿部分；④注意避免将非尿液成分带入尿液，如女性患者的白带，男性患者的精液、前列腺液等。

二、项目指标及临床意义

项目指标	参考值及临床意义
尿比重（SG）	★参考值 成人随机尿液：1.003~1.035；晨尿：>1.020 新生儿、婴幼儿随机尿液：1.002~1.004 儿童随机尿液：1.010~1.025
	★临床意义 主要用于了解肾脏的浓缩能力 （1）尿比重升高：表示尿液浓缩。常见于：①生理性：禁水、大量出汗等；②病理性：蛋白尿、惊厥、肾脂肪变性、急性肾小球肾炎、心力衰竭、高热、脱水、周围循环障碍及使用造影剂等 （2）尿比重降低：表示肾浓缩功能减退。常见于：①生理性：如大量饮水；②病理性：尿崩症、慢性肾炎、急性肾衰多尿期、原发性醛固酮增多症、胶原性疾病、蛋白营养不良等；③等渗尿：肾实质有严重损害时，尿比重一般固定在1.010左右，呈等渗尿，主要见于尿毒症 建议：如有异常，可于肾内科寻求进一步诊断

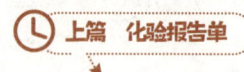

续表

项目指标	参考值及临床意义
尿蛋白 （PRO）	★参考值 定性：阴性 定量：24小时尿蛋白定量的正常值为0～150mg ★临床意义 （1）生理性蛋白尿：①功能性蛋白尿：因剧烈运动、高热、寒冷、神经紧张等引起的蛋白尿；②体位性蛋白尿：脊柱前凸或长时间站立时，此种蛋白尿经卧床休息后可消失，多见于儿童和青年。也可为早期肾炎的反映；③摄食性蛋白尿：如注射小分子量蛋白质或一次食入大量蛋白质 （2）病理性蛋白尿：①肾小球疾病，如急性肾小球肾炎、狼疮性肾炎、过敏性紫癜性肾炎等；②肾小管疾病，如活动性肾盂肾炎、间质性肾炎、肾小管性酸中毒、重金属（汞、镉、铅）中毒及应用某些药物等；③肾脏病变同时累及肾小球和肾小管时，见于慢性肾小球肾炎、慢性肾盂肾炎等；④严重泌尿系感染、急性溶血性疾病、多发性骨髓瘤、巨球蛋白血症等 建议：如有异常，可于肾内科寻求进一步诊断
尿糖 （GLU）	★参考值 定性：阴性（-） 定量：<2.8mmol/24h（<0.5g/24h） 浓度：0.1～0.8mmol/L（1～15mg/dl） ★临床意义 （1）生理性糖尿：见于一次摄入大量糖类、静脉注射葡萄糖、精神过度紧张、情绪激动、妊娠等 （2）病理性糖尿：①糖尿病；②肾性糖尿：见于家族性糖尿、慢性肾炎、肾病综合征、新生儿糖尿等；③其他：甲状腺功能亢进症、肾上腺肿瘤、颅脑外伤、脑血管意外、垂体瘤、急性心肌梗死等 建议：如有异常，可于肾内科、内分泌科寻求进一步诊断

续表

项目指标	参考值及临床意义
尿酮体 (KET)	★参考值 定性：阴性 ★临床意义 （1）糖尿病酮症酸中毒：一般尿酮的升高先于血酮，故尿酮检查对诊断重症糖尿病极为重要 （2）非糖尿病性疾病：可见于严重饥饿、剧烈呕吐、严重腹泻、脱水、子痫、营养不良、剧烈运动、全身麻醉、肾小管功能不全等 建议：如有异常，可于内分泌科寻求进一步诊断
尿胆红素 (BIL)	★参考值 定性：阴性 ★临床意义 尿胆红素检测主要用于黄疸的诊断和黄疸类型的鉴别诊断。尿胆红素阳性，常见于肝细胞性黄疸和阻塞性黄疸 建议：如有异常，可于肝胆外科、消化科寻求进一步诊断
尿胆原 (URO)	★参考值 定性：弱阳性，尿1∶20稀释为阴性 定量：1~4mg/24h ★临床意义 （1）尿胆原增多：常见于病毒性肝炎、溶血性黄疸、心力衰竭、肠梗阻、内出血、便秘等疾病 （2）尿胆原减少：多见于长期应用抗生素者、阻塞性黄疸等 建议：如有异常，可于肝胆外科、消化科寻求进一步诊断
尿隐血 (BLD)	★参考值 定性：阴性

9

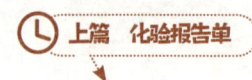

续表

项目指标	参考值及临床意义
尿隐血 （BLD）	★临床意义 尿隐血（BLD）阳性见于急性肾小球肾炎、尿路感染、结石、结核、肿瘤、血管畸形及出血性疾病等，以上疾病的显微镜检查多可查见数量不等的红细胞。而有些情况的BLD阳性，显微镜多查不到红细胞，称血红蛋白尿，见于阵发性睡眠性血红蛋白尿、寒冷性血红蛋白尿、大面积烧伤、疟疾、病毒性感染、急性溶血性疾病等。临床上，对于一些临床无症状而BLD阳性者，应注意定期复查 建议：如有异常，可于肾内科寻求进一步诊断
尿液酸碱度 （pH）	★参考值 随机尿pH值为4.5～8.0，晨尿pH值为6.5左右 ★临床意义 （1）生理因素：①饮食：摄入大量肉类及混合性食物，pH降低；摄入大量蔬菜、水果，pH升高。②剧烈运动、大汗、应激状态、饥饿时，pH降低 （2）病理因素：①pH降低见于代谢性酸中毒、痛风、糖尿病、肾结石、坏血病等；②pH升高见于碱中毒、原发性醛固酮增多症、膀胱炎等 建议：如有异常，可于内分泌科寻求进一步诊断
尿液及其沉渣的显微镜检查	★参考值及临床意义 主要观察尿液中的有形成分，如红细胞、白细胞、上皮细胞、管型、细菌及尿液中的各种结晶等，是诊断泌尿系统疾病的重要手段之一 ①红细胞：玻片法平均0～3个/HP，定量检查0～5个/μl；②白细胞和脓细胞：玻片法平均0～5个/HP，定量检查0～10个/μl；③肾小管上皮细胞：无或偶见；④移行上皮细胞：无或偶见；⑤鳞状上皮细胞：男性偶见，女性为3～5个/HP；⑥管型：偶见透明管型；⑦结晶：少量（非病理性结晶，如磷酸盐、尿酸、草酸钙等） 建议：如有异常，可于肾内科寻求进一步诊断

三、典型案例

典型尿常规检查单如下表所示。

表　典型尿常规检查单

医院检验报告单　　　　【尿】

姓名	性别	年龄	样本号
住院号	病区	床号	
标签取号	样本类型　尿	标本状态	临床诊断

检验项目	英文	结果	异常提示	单位	检验方法	参考区间
(尿)颜色	COL	黄色			肉眼观察	黄色
(尿)透明度	CLR	透明			肉眼观察	透明
*(尿)比密	SG	1.025			干化学试带法	1.003~1.030
(尿)酸碱度	pH	5.5			干化学试带法	4.5~8.0
*(尿)蛋白质	PRO	阳性(2+)	#		干化学试带法	阴性(-)
*(尿)胆红素	BIL	阴性(-)			干化学试带法	阴性(-)
*(尿)尿胆原	UBG	阴性(-)			干化学试带法	阴性(-)
*(尿)葡萄糖	GLU	阴性(-)			干化学试带法	阴性(-)
*(尿)酮体	KET	阴性(-)			干化学试带法	阴性(-)
*(尿)亚硝酸盐	NIT	阴性(-)			干化学试带法	阴性(-)
*(尿)潜血	BLD	弱阳性(±)	#		干化学试带法	阴性(-)
*(尿)白细胞酯酶	LEU	阳性(1+)	#		干化学试带法	阴性(-)
(尿)维生素C	VC	0.0		mmol/L	干化学试带法	≤0.0
红细胞	RBC	7.16		个/ul	仪器法	0.00~17.00
白细胞	WBC	11.94		个/ul	仪器法	0.00~28.00
鳞状上皮细胞	SQEP	22.28		个/ul	仪器法	0.00~28.00
非鳞状上皮细胞	NSE	3.98		个/ul	仪器法	0.00~6.00
黏液丝	MUCS	15.12		个/ul	仪器法	0.00~28.00
细菌	BACT	0.00		个/ul	仪器法	0.00~7.00
酵母样菌	BYST	0.00		个/ul	仪器法	0~1
滴虫	TRCH	0.00		个/ul	仪器法	0
结晶	UC	0.00		个/ul	仪器法	0~10

送检医生　　　　检验者　　　　　　审核者
接收时间　　　　检验时间　　　　　报告时间
※本报告单仅对本标本负责※

上篇 化验报告单

案例分析

白细胞酯酶是人体白细胞内含有的一种特异性酶类，尤其在中性粒细胞内存在。通过检查尿液中的白细胞酯酶，可以判断尿液中是否出现白细胞增加，从而间接评估泌尿系统是否存在炎症。该患者出现阳性结果，则表示尿液中存在白细胞，提示泌尿系统可能有感染，如考虑肾盂肾炎、输尿管炎、膀胱炎、尿道炎等。然而，在某些非感染性疾病中，如剧烈运动、发热等，也可能出现假阳性结果。因此，在解读尿白细胞酯酶检测结果时，需要综合考虑患者的临床表现和其他相关检查结果。尿蛋白及尿潜血在剧烈运动、改变体位、受寒等情况下可出现暂时性升高，此外也可见于泌尿系统炎症、感染等病理情况。如出现尿频、尿急、尿痛、发热等症状，建议及时到肾内科寻求进一步诊断。

第三章 粪常规检查

一、检查须知

粪常规检查前的准备：①注意饮食限制：检查前3天限制食肉、动物内脏、动物血、菠菜等以及某些药物（如硫酸亚铁、多糖铁复合物胶囊等铁剂），以免出现假阳性结果。②容器清洁干燥：装粪便的容器要清洁干燥，因水会使粪便中的细胞成分崩解、血液成分溶解流失，可出现假阴性结果。③采样细节：应在肉眼观察到的粪便异常的部位取黄豆粒大小的样本；若是腹泻稀便，量要多些；若肉眼观察无明显改变，则应在3个以上的不同部位取样；若粪便出现脓血时，应当挑取脓血及黏液部分行涂片检查；一时排不出粪便又急需检查时，可用指套或棉签经肛门拭取。④送检及时：所取标本应立即送检，不要超过1小时。⑤避免样本污染：留取粪便标本时，不得被尿液、女性经血等污染，以免影响结果。

二、项目指标及临床意义

项目指标	参考值及临床意义
粪形状和硬度	★参考值 成形便 ★临床意义 （1）柱状硬粪：慢性功能性便秘 （2）羊粪状硬粪：肠易激综合征（便秘型，IBS-C）或功能性排便障碍 （3）扁平带状粪：肠管下端狭窄、肛门附近赘生物、直肠癌 （4）糊状粪：饮食过量、消化不良 （5）水样粪：腹泻 （6）黏液粪：发生急性肠炎、慢性结肠炎时，黏液附于粪便表面；发生小肠炎时，黏液均匀混入粪便中 建议：如有异常，可于消化科寻求进一步诊断

续表

项目指标	参考值及临床意义
粪隐血	★参考值 阴性 ★临床意义 （1）阳性：①出现消化道溃疡性出血时，阳性与溃疡活动性相关；②出现消化道癌症时，呈间歇性阳性。其次，阳性还见于肠结核、溃疡性结肠炎、结肠息肉、钩虫病等 （2）一般建议40岁以上的健康人每年做一次隐血试验，作为健康筛检 建议：如有异常，可于消化科寻求进一步诊断
粪中食物残渣	★参考值 少量植物细胞等 ★临床意义 （1）脂肪小滴：可见于肠蠕动亢进、腹泻、胰腺分泌功能减退、脂肪吸收不良（消化吸收不良综合征）、慢性胰腺炎、胰头癌等 （2）动物性残渣：①肌肉纤维：食用大量肉食、小肠功能失调、胰腺功能障碍；②结缔组织：胃蛋白酶缺乏症；③弹力纤维：无临床意义；④乳酪凝固物：多量时为病态 （3）植物性残渣：①植物细胞：蔬菜食用过多、消化不良；②淀粉细胞：慢性胰腺炎、胰腺功能不全 建议：如有异常，可于消化科寻求进一步诊断
粪气味	★参考值 粪臭味 ★临床意义 （1）酸臭味：淀粉或糖类消化不良 （2）恶臭味：慢性胰腺炎、吸收不良 （3）腐臭味：直肠癌溃烂 （4）血腥味：坏死性肠炎 建议：如有异常，可于消化科寻求进一步诊断

续表

项目指标	参考值及临床意义
粪中细胞	★参考值 红细胞：无 白细胞：无或偶见 上皮细胞：偶见 ★临床意义 （1）大量红细胞：便血（下消化道出血）、细菌性痢疾、溃疡性结肠炎、结肠癌等 （2）大量白细胞：肠道炎症、细菌性痢疾、溃疡性结肠炎、出血性肠炎等 （3）大量上皮细胞：慢性肠炎、假膜性肠炎 （4）吞噬细胞：细菌性痢疾、溃疡型结肠炎 （5）肿瘤细胞：乙状结肠癌、直肠癌 （6）酵母细胞：无临床意义 建议：如有异常，可于消化科、胃肠外科寻求进一步诊断
粪颜色	★参考值 黄色或棕黄色 ★临床意义 （1）黑色：上消化道出血，柏油便，食用猪肝或动物血，服用生物炭、铋制剂（黑灰色）、铁制剂（黑绿色） （2）白陶土色：胆道完全性梗阻、服钡剂后 （3）米泔水样：霍乱、副霍乱 （4）果酱色：阿米巴痢疾 （5）脓血粪：细菌性痢疾、慢性溃疡性结肠炎、克罗恩病（局限性肠炎）、结肠癌或直肠癌 （6）血样粪：便血（下消化道出血）、痔、肛门裂、小肠腺瘤（肠息肉）、结肠癌、结肠憩室出血、溃疡性结肠炎等，鲜红色血便提示低位结肠或肛门病变（如痔疮），暗红色可能为高位结肠或小肠出血 （7）红色（淡红色）：食用过量西瓜、西红柿、红辣椒等，需排除缺血性肠病或感染性腹泻 （8）绿色：食用叶绿素丰富的蔬菜（如菠菜）、肠蠕动加速、婴儿肠炎 建议：如有异常，可于消化科寻求进一步诊断

续表

项目指标	参考值及临床意义
粪便结石	★参考值 阴性 ★临床意义 粪便中排出的结石，较大的可用肉眼观察到，较小者需用细孔筛淘洗粪便才可得到。便中结石最重要的是胆结石，肠道结石较罕见 建议：如有异常，可于肝胆外科寻求进一步诊断
粪胆红素	★参考值 阴性 ★临床意义 正常人粪便中无胆红素。对于肠炎腹泻患者，肠道内容物迅速排出时，可查出胆红素 建议：如有异常，可于消化科寻求进一步诊断
粪胆原	★参考值 定性：阳性 定量：75～350mg/100g粪 ★临床意义 粪胆原减少：见于阻塞性黄疸 建议：如有异常，可于肝胆外科寻求进一步诊断
粪量	★参考值 100～300g/24h；干重：23～32g/24h；含水：0.65（65%） ★临床意义 （1）粪量增加：①食物通过肠腔过快、肠壁吸收能力减低、肠内有炎性渗出物时；②胰液或胰酶分泌不足；③消化不良 （2）粪量减少：慢性便秘、食用精细食物 建议：如有异常，可于消化科寻求进一步诊断

第三章　粪常规检查

续表

项目指标	参考值及临床意义
粪中细菌	★参考值 正常人粪便中无致病菌生长 ★临床意义 粪便中常见的肠道致病菌：大肠埃希菌、沙门菌、志贺菌属、耶尔森菌、霍乱弧菌。正常粪便中球菌（革兰染色阳性菌）和杆菌（革兰染色阴性菌）的比例大致为1∶10。以上细菌均可引起肠道疾病，如伤寒杆菌引起伤寒病；各种沙门菌引起肠炎；志贺菌引起痢疾；致病性大肠埃希菌和弯曲菌引起腹泻等 建议：如有异常，可于消化科寻求进一步诊断
粪中寄生虫	★参考值 阴性 ★临床意义 （1）非致病性寄生虫 ①原虫类：结肠阿米虫、微小阿米虫、嗜碘阿米虫、双核阿米虫；②鞭毛虫类：唇鞭虫、人肠毛滴虫、中华肠内滴虫 （2）致病性寄生虫 ①原虫类：溶组织阿米巴、蓝氏贾第鞭毛虫；②蠕虫类：蛔虫、蛲虫、钩虫、日本血吸虫、姜片虫、鞭虫、肝吸虫等 建议：如有异常，可于感染科、消化科寻求进一步诊断
粪中寄生虫卵	粪便中无寄生虫卵

三、典型案例

典型粪常规检查单如下表所示。

上篇 化验报告单

表　典型粪常规检查单

医院检验报告单　【粪便】

姓名	性别		年龄	样本号	
住院号	病区		床号		
标签取号	样本类型	粪便	标本状态	临床诊断	腹泻

代号	项目名称	结果	参考区间	单位
F-Color	颜色	黄色	黄色	
F-XZ	性状	稀便 ↑	软便	
F-NX	脓血	未见		
F-NY	黏液	+ ↑		
F-SPXB	上皮细胞	0	0~2	
F-RBC	红细胞	少许		
F-WBC	白细胞	+++	0~2	
F-NQ	脓球	+		

送检医生	检验者	审核者
接收时间	检验时间	报告时间

※本报告单仅对本标本负责※

案例分析　从化验报告单可以看出，该患者存在稀便，黏液结果为"+"，提示患者可能存在腹泻，可结合患者的临床表现进一步行相关检查，建议及时到消化科、泌尿外科寻求进一步诊断。

第四章　肝功能检查

一、检查须知

肝功能检查前的准备：①检查前3天，应保持正常的饮食规律并清淡饮食，避免大量食用油腻食物，避免剧烈运动；②检查前1天，避免食用高蛋白食物，避免大量饮酒，并且晚上8时以后不再摄入食物，尽量避免饮水，以免影响次日进行肝功能检查。

二、项目指标及临床意义

项目指标	参考值及临床意义
氨基转移酶（AST、ALT）及碱性磷酸酶（ALP）	★参考值 （1）天门冬氨酸氨基转移酶（AST） 连续监测法（37℃）：0～40U/L（成人） （2）丙氨酸氨基转移酶（ALT） 男性：9～51U/L；女性8～41U/L（各医院的测试方法不同，参考值不完全相同） （3）碱性磷酸酶（ALP） 酶速率法（37℃）：40～160U/L（成人）；＜350U/L（儿童） ★临床意义 主要是反映肝功能损伤程度的指标。丙氨酸氨基转移酶和天门冬氨酸氨基转移酶升高到3倍以上代表肝内炎症或肝细胞损伤在持续进展 建议：如有异常，可于消化科寻求进一步诊断
胆红素	★参考值 总胆红素（TBIL）：3.4～17.1μmol/L 直接胆红素（DBIL）：0～6.8μmol/L 间接胆红素（IBIL）：1.7～10.2μmol/L

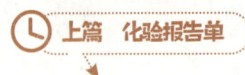

续表

项目指标	参考值及临床意义
胆红素	★临床意义 主要是反映肝脏排泄功能的指标。①总胆红素升高可见于肝脏疾病（如肝炎、肝硬化）、胆道疾病（如胆囊炎、胆石症）、溶血性疾病、新生儿黄疸以及其他因素（如长期饮酒、药物损伤、遗传因素）等；②直接胆红素升高可见于肝脏疾病（如肝炎、肝硬化）、胆道疾病（如胆石症、胆道肿瘤）、新生儿黄疸及其他因素 建议：如有异常，可于消化科、肝胆外科寻求进一步诊断
血清总蛋白、白蛋白、球蛋白	★参考值 血清总蛋白：60~80g/L 血清白蛋白：35~55g/L 血清球蛋白：20~30g/L ★临床意义 主要是反映肝脏合成能力和储备能力的指标。①肝硬化时血清总蛋白正常、降低或白蛋白/球蛋白（A/G）比值倒置（<1）。②血清白蛋白降至25g/L以下易产生腹水；降至20g/L以下时，预后多不良 （1）总蛋白降低：肝脏疾病、肾脏疾病、营养不良、慢性消耗性疾病（如恶性肿瘤）、急性疾病（如严重烧伤）等 （2）总蛋白升高：生理因素、血液浓缩、血液病 （3）白蛋白降低：肝脏疾病、营养不良、肾脏疾病、其他因素（如遗传性无白蛋白血症）等 （4）白蛋白升高：生理性升高、脱水导致血液浓缩、其他因素（如感染性疾病） （5）球蛋白降低：营养不良、长期口服免疫抑制剂、艾滋病、先天性免疫缺陷病等 （6）球蛋白升高：自身免疫病（如系统性红斑狼疮）、感染性疾病（如病毒感染）、血液病（如骨髓瘤等）、脱水状态（如腹泻）等 建议：如有异常，可于消化科寻求进一步诊断

三、典型案例

典型肝功能检查单如下表所示。

表　典型肝功能检查单

医院检验报告单　　【血】

姓名	性别	年龄	样本号
住院号	病区	床号	
标签取号	样本类型　血	标本状态	临床诊断

项目	英文缩写	结果	异常提示	参考值	单位
总蛋白	TP	75.3		65.0~85.0	g/L
白蛋白	ALB	50.4		40~55	g/L
球蛋白	GLO	24.9		20~40	g/L
白蛋白/球蛋白比值	A/G	2.02		1.20~2.40	
总胆红素	TBIL	26.87	↑	0~23	μmol/L
直接胆红素	DBIL	3.85		0~4	μmol/L
间接胆红素	IBIL	23.02	↑	0~19	μmol/L
丙氨酸氨基转移酶	ALT	12.4		7~40	U/L
天门冬氨酸氨基转移酶	AST	20.4		13~35	U/L
碱性磷酸酶	ALP	67.1		35~100	U/L
γ-谷氨酰基转移酶	GGT	12.6		7~45	U/L
尿素	BUN	4.58		2.60~7.50	mmol/L
肌酐	CRE	58.3		41.0~73.0	μmol/L
尿酸	UA	329.8		155~357	μmol/L
估算的肾小球滤过率	eGFR	117		>90	ml/(min·1.73m^2)
钾	K	3.94		3.50~5.30	mmol/L
钠	Na	139.5		137.0~147.0	mmol/L
氯	Cl	104.5		99.0~110.0	mmol/L
碳酸氢根	HCO$_3$	24.5		21.0~31.0	mmol/L
钙	Ca	2.38		2.11~2.52	mmol/L
磷	P	1.32		0.85~1.51	mmol/L
镁	Mg	0.91		0.75~1.02	mmol/L
葡萄糖	GLU	5.2		3.89~6.11	mmol/L
总胆固醇	TC	3.21		2.86~5.98	mmol/L
甘油三酯	TG	2.65	↑	0.56~1.70	mmol/L

送检医生　　　检验者　　　　审核者
接收时间　　　检验时间　　　报告时间
※本报告单仅对本标本负责※

案例分析 胆红素主要来源于衰老红细胞中血红蛋白的分解，约占80%。该患者的总胆红素为26.87μmol/L，属于轻度升高，可能属于生理性升高，如剧烈运动、饮酒等导致，这种情况属于正常现象，如果没有明显的不适症状，一般不需要特殊治疗。

第五章 肾功能检查

一、检查须知

肾功能检查前的准备：①检查前3天，应该保持正常的饮食规律并清淡饮食，避免大量食用油腻食物，避免剧烈运动；②检查前1天，避免食用高蛋白食物，避免大量饮酒，并且晚上8时以后不再摄入食物以免影响次日进行肾功能检查；③药物影响：部分药物（如非甾体抗炎药、抗生素、利尿剂）可能干扰肾功能指标，建议检查前咨询医生是否需要暂停。

二、项目指标及临床意义

项目指标	参考值及临床意义
血清尿素氮（BUN）	★参考值 成人：2.5~7.1mmol/L 婴儿、儿童：1.8~6.5mmol/L ★临床意义 临床常进行尿素氮测定，用于评价肾小球功能及观察营养、核酸代谢等。血清尿素氮在一定程度上反映出肾小球的滤过功能，当肾小球受到损伤时，滤过率降低，血液中尿素氮升高 建议：如有异常，可于肾内科寻求进一步诊断
血清肌酐（Cr）	★参考值 女性：44~97μmol/L 男性：53~106μmol/L ★临床意义 肌酐是肌肉肌酸的代谢产物，疾病初期一般不升高。当出现升高时提示肾脏排泄功能已出现障碍，若伴随临床症状时，则可意味着肾功能已丢失50%以上。所以一旦发现肌酐升高应及时就医。如果同时测定血清肌酐与血清尿素氮，两者都升高，表示肾功能严重受损；若仅有血清尿素氮升高，而血清肌酐在正常范围内，则可能为肾外因素引起的异常（不是肾脏本身出现问题） 建议：如有异常，可于肾内科寻求进一步诊断

续表

项目指标	参考值及临床意义
血尿酸 （UA）	★参考值 男性：208~428 μmol/L 女性：155~357 μmol/L ★临床意义 尿酸是体内嘌呤代谢的最终产物。尿酸受饮食影响非常大，海鲜、肉类、豆类、酒精均会引发体内嘌呤含量升高，可演变为尿酸性肾病，所以高尿酸症患者应严格控制饮食摄入。尿酸异常提示可能有痛风、肾脏疾病、白血病、多发性骨髓瘤、红细胞增多症等情况 建议：如有异常，可于肾内、内分泌科寻求进一步诊断
二氧化碳结合力（CO_2CP）	★参考值 正常值：23~31mmol/L ★临床意义 血浆CO_2CP是一个反映血浆中碳酸氢盐浓度的指标，用于评估人体内酸碱平衡情况。肾病患者的CO_2常低于正常数值，预示着体内处于酸性环境，需要配合药物积极治疗 建议：如有异常，可于肾内科寻求进一步诊断
肾小球滤过率（GFR）	★参考值 一般情况下：80~120ml/min 女性：90ml/min 男性：110~140ml/min 儿童：80~120ml/min 40岁以后每10年约减少10% ★临床意义 肾小球滤过率是评估肾脏滤过功能的最佳指标，与年龄、体重和性别等密切相关。临床上依据GFR将慢性肾病（CKD）分为5期。①CKD1期：GFR≥90ml/（min·1.73m²），肾功能基本正常，患者可能仅表现为轻微的血尿、蛋白尿或肾脏形态、功能的轻微改变；②CKD2期：GFR为60~89ml/（min·1.73m²），轻度肾功能下降，患者可能伴有血尿、蛋白尿等症状，部分患者可能已出现高血压等肾脏病并发症；③CKD3期：GFR为30~59ml/（min·1.73m²），中度肾功能受损，此期患者数量较多；进一步分为3A期［GFR为45~59ml/（min·1.73m²），3B期

项目指标	参考值及临床意义
肾小球滤过率（GFR）	［GFR 为 30~44ml/（min·1.73m^2）］，患者可能出现泡沫尿、疲乏、恶心、呕吐等症状；④CKD4期：GFR 为 15~29ml/（min·1.73m^2），重度肾功能受损，患者可能出现酸中毒、电解质紊乱、贫血等严重症状；⑤CKD5期：GFR<15ml/（min·1.73m^2），终末期肾病，肾功能已严重受损，患者可能出现少尿、无尿、恶心呕吐、消化道出血等严重症状，需进行肾脏替代治疗 建议：如有异常，可于肾内科寻求进一步诊断
视黄醇结合蛋白（RBP）	★参考值 正常值：30~60mg/L ★临床意义 （1）升高：测定尿视黄醇结合蛋白能早期发现肾小管的功能损害，并能灵敏反映肾近曲小管的损害程度 （2）降低：维生素A缺乏症、低蛋白血症、吸收不良综合征、肝脏疾病（营养过剩性脂肪肝除外）、梗阻性黄疸、甲状腺功能亢进症、感染、外伤等
胱抑素C（CysC）	★参考值 正常值：0.5~1.2mg/L ★临床意义 （1）当肾功能受损时，CysC 在血液中的浓度随肾小球滤过率变化而变化；肾衰时，肾小球滤过率下降，CysC 在血液中的浓度可增加10多倍 （2）若肾小球滤过率正常，而肾小管功能失常时，会阻碍CysC 在肾小管的吸收并迅速分解，使其在尿中的浓度增加100多倍 建议：如有异常，可于肾内科寻求进一步诊断

三、典型案例

典型肾功能检查单如下表所示。

上篇 化验报告单

表 典型肾功能检查单

医院检验报告单 【血】

姓名	性别	年龄	样本号
住院号	病区	床号	
标签取号	样本类型 血	标本状态	临床诊断

项目	缩写	结果	异常提示	生物参考区间
肌酐★	CREA	259.80	↑	44~133
估算肾小球滤过率	eGFR	28.890		
尿素★	UREA	15.13	↑	1.8~7.1
葡萄糖★	GLU	6.45	↑	3.61~6.11
钾★	K	4.03		3.5~5.3
钠★	Na	138.50		137~147
氯★	Cl	108.9		99~110
二氧化碳	CO_2	22.10		22~30
阴离子间隙	AG	11.53		

送检医生　　　检验者　　　审核者
接收时间　　　检验时间　　报告时间
※本报告单仅对本标本负责※

案例分析

肌酐主要来源于肌肉代谢，分为内源性和外源性两部分：①内源性肌酐：由体内肌肉组织代谢产生，生成量恒定，反映肾小球的滤过功能。②外源性肌酐：来源于肉类食物代谢，受食物摄入量影响。肌酐本身无明确生理作用，但可作为评估肾功能的指标，用于辅助诊断肾脏疾病和指导治疗。尿素是蛋白质代谢的主要含氮终产物，主要在肝脏中通过氨基酸代谢和尿素循环合成，随后由肾脏排出。肌酐259.80μmol/L及尿素15.13mmol/L已远超过正常范围，可能提示肾功能受损。这种升高可能与多种因素相关，包括肾脏疾病（如肾小球肾炎、糖尿病肾病、慢性肾小球肾炎等）、肾前性因素（如失血、休克、严重呕吐等导致的流经肾脏的血液减少）、肾后性因素（如尿路梗阻）等。建议及时到肾内科行进一步的检查和治疗。

第六章　常用血液生化检查

一、检查须知

常用血液生化检查前的准备：①检查前的注意事项包括体检前3天内，我们应该保持正常的饮食规律以及清淡的饮食，不可大量食用油腻的食物，而且需要避免剧烈的运动；②检查前1天，避免食用高蛋白的食物，而且避免大量饮酒，血液中的酒精成分会影响体检的结果，晚上8时以后不再摄入食物，晚上12时以后不再饮水，以免影响次日血液生化检查指标。

二、项目指标及临床意义

项目指标	参考值及临床意义
葡萄糖（GLU）	★参考值 （1）正常人群：空腹葡萄糖的正常值为3.9~6.1mmol/L，餐后2小时的葡萄糖值通常＜7.8mmol/L （2）糖尿病人群：①糖尿病的诊断标准主要包括：多饮、多尿、多食和体重下降；随机血糖≥11.1mmol/L；空腹血糖≥7.0mmol/L；口服葡萄糖耐量试验2小时血糖≥11.1mmol/L。②糖尿病分型包括：1型（需胰岛素）、2型（最常见）、妊娠期（孕期特有）。控制目标：a.年轻患者：若无严重并发症，目标严格（空腹4.4~6.1mmol/L，餐后＜8mmol/L）；b.老年患者：根据健康状况分层，即健康状态良好，则空腹5.0~7.2mmol/L，餐后＜10mmol/L；合并多种慢性病，则空腹＜8.3mmol/L，餐后＜11.1mmol/L；妊娠期糖尿病，则空腹＜5.3mmol/L，餐后1小时＜7.8mmol/L，餐后2小时＜6.7mmol/L

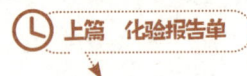

续表

项目指标	参考值及临床意义
葡萄糖（GLU）	★临床意义 （1）高血糖：某些生理因素（如情绪紧张，饭后1~2小时）及静脉注射肾上腺素后可引起血糖增高。病理性增高常见于各种糖尿病、慢性胰腺炎、心肌梗死、肢端肥大症，某些内分泌疾病，如甲状腺功能亢进症、垂体前叶嗜酸性细胞腺瘤、垂体前叶嗜碱性细胞功能亢进症、肾上腺功能亢进症等。此外，颅内出血，颅外伤等也可引起血糖增高 （2）低血糖：可见于糖代谢异常、胰岛细胞瘤、胰腺瘤、严重肝病、新生儿低血糖症、妊娠、哺乳等 建议：如有异常，可于内分泌科寻求进一步诊断
糖化血红蛋白（HbA1c）	★参考值 正常值：4%~6% ★临床意义 （1）糖化血红蛋白的形成比较缓慢且不可逆，因此糖化血红蛋白的含量可以反映患者过去8~12周的血糖水平。同时糖化血红蛋白水平可以衡量患者的血糖控制情况，对调整患者的治疗方案、发现治疗中的问题具有重要的作用 （2）糖化血红蛋白升高可能是由于高血糖和糖尿病导致的。糖化血红蛋白偏低可能是由于溶血性贫血、低血糖等疾病导致的。当糖化血红蛋白异常时，需要及时前往正规医院就诊，完善相关的辅助检查，明确诊断，及时在医生的指导下进行治疗，防止延误病情 建议：如有异常，可于内分泌科寻求进一步诊断
血脂：总胆固醇（TC）、甘油三酯（TG）、低密度脂蛋白胆固醇（LDL-C）、高密度脂蛋白胆固醇（HDL-C）	★参考值 一般临床生化检查单中均含有总胆固醇（TC）和甘油三酯（TG）。由于低密度脂蛋白胆固醇（LDL-C）和高密度脂蛋白胆固醇（HDL-C）与冠心病、脑卒中等动脉粥样硬化性心血管疾病密切相关，所以部分检查中含有此两项 （1）总胆固醇（TC）测定 合适水平：<5.20mmol/L 边缘水平：5.20~6.20mmol/L 升高：>6.20mmol/L

28

续表

项目指标	参考值及临床意义
血脂：总胆固醇（TC）、甘油三酯（TG）、低密度脂蛋白胆固醇（LDL-C）高密度脂蛋白胆固醇（HDL-C）	（2）甘油三酯（TG）测定 合适水平：0.56~1.70mmol/L 边缘水平：1.70~2.30mmol/L 升高：＞2.30mmol/L （3）高密度脂蛋白胆固醇（HDL-C）测定 合适水平：＞1.04mmol/L 降低：≤1.04mmol/L （4）低密度脂蛋白胆固醇（LDL-C）测定 合适水平：＜3.4mmol/L 边缘水平：3.4~4.1mmol/L 升高：＞4.1mmol/L ★临床意义 （1）血脂检测除了可作为脂质代谢紊乱及有关疾病的诊断指标外，还可协助诊断原发性胆汁性胆管炎、肾病综合征与心脑血管疾病。当TC、TG、LDL-C这三个指标的任何一项出现升高时，都可称为高脂血症 （2）总胆固醇是动脉粥样硬化的发病预测和疗效观察的参考指标。总胆固醇升高常见于动脉粥样硬化所致的心脑血管疾病。总胆固醇过低常见于甲状腺功能亢进症、严重肝脏疾病、贫血、营养不良和恶性肿瘤等 （3）甘油三酯常用于早期识别动脉粥样硬化、高脂血症的分类、对低脂饮食和药物治疗的监测。甘油三酯升高常见于冠心病、原发性高脂血症、动脉粥样硬化等。甘油三酯过低常见于严重肝脏疾病、吸收不良、甲状腺功能亢进症、肾上腺皮质功能减退症等 （4）低密度脂蛋白也是动脉粥样硬化的危险性因素之一。低密度脂蛋白升高常见于冠心病、甲状腺功能减退症、肾病综合征等。低密度脂蛋白过低常见于甲状腺功能亢进症、吸收不良、肝硬化以及低脂饮食等 建议：如有异常，可于心内科寻求进一步诊断

续表

项目指标	参考值及临床意义
电解质指标： 钾（K）	★参考值 正常值：3.5~5.5mmol/L ★临床意义 （1）升高：①经口及静脉摄入增加；②钾流入细胞外液：严重溶血及感染、烧伤，组织破坏、胰岛素缺乏；③组织缺氧：心功能不全、呼吸障碍、休克；④尿排泄障碍：肾功能衰竭及肾上腺皮质功能减退；⑤大量服用洋地黄类药物 （2）降低：①经口摄入减少；②钾移入细胞内液：碱中毒及使用胰岛素（IRI）后，IRI分泌增加；③消化道钾丢失频繁：呕吐、腹泻；④尿钾丧失：肾小管性酸中毒 建议：如有异常，可先于急诊科就诊，必要时于原有疾病科室就诊，除外药物因素、病理因素
电解质指标： 钠（Na）	★参考值 正常值：135~145mmol/L ★临床意义 （1）升高：①严重脱水、大量出汗、高热、烧伤、糖尿病性多尿；②肾上腺皮质功能亢进症、原发及继发性醛固酮增多症 （2）降低：①肾脏失钠如肾上腺皮质功能不全、慢性间质性肾炎、糖尿病酮症酸中毒；②胃肠失钠如胃肠道引流、呕吐及腹泻；③抗利尿激素过多 尿中钠测定的临床意义：①了解是否有大量盐的损失，确定摄入量是否足够，并且协助监护低盐饮食及术后电解质的监督，协助判断呕吐、严重腹泻、热衰竭患者的电解质平衡；②用于对缺盐性缺水与缺水性缺水患者的确定性诊断，前者尿中的氯化钠相当低，后者尿中的氯化钠为正常或升高。③中枢神经系统疾病、脑出血、炎症、肿瘤、肾上腺皮质功能减退症、肾小管严重损伤、支气管肺癌等患者出现尿钠增多 建议：如有异常，可先于急诊科就诊，必要时于原有疾病科室就诊，除外药物因素、病理因素

续表

项目指标	参考值及临床意义
电解质指标： 氯（Cl）	★参考值 正常值：96~108mmol/L ★临床意义 （1）升高：常见于高钠血症、呼吸性碱中毒、高渗性脱水、肾炎少尿期及尿道梗塞 （2）降低：常见于低钠血症、严重呕吐、腹泻、胃液胰液胆汁大量丢失、肾功能减退等 尿中氯测定的临床意义：一般情况下尿液中的钠和氯保持相对平衡。但两者并不是永远平衡的。如连续服用氯化钠或氯化钾后，尿氯比尿钠高。相反连续服用大量碱性钠盐时，尿中钠比氯高。另外，尿液呈碱性很可能是尿钠含量高于氯 建议：如有异常，且伴有相应临床症状，可先于急诊科就诊，评估全面后再于专科寻求进一步诊断
电解质指标： 钙（Ca）	★参考值 正常值：2.25~2.58mmol/L ★临床意义 （1）升高：常见于骨肿瘤、甲状旁腺功能亢进症、长期制动或卧床导致的骨吸收增加及维生素D摄入过量等 （2）降低：常见于维生素D缺乏、佝偻病、软骨病、小儿手足抽搐症、严重骨质疏松合并维生素D缺乏时可能伴低钙、甲状旁腺功能减退症、慢性肾炎、尿毒症、低钙饮食及吸收不良 建议：如有异常，可于内分泌科寻求进一步诊断

三、典型案例

典型血脂检查单如下表所示。

上篇 化验报告单

表　典型血脂检查单

医院检验报告单　【血】

姓名	性别	年龄	样本号
住院号	病区	床号	
标签取号	样本类型　血	标本状态	临床诊断

项目名称	测定值	参考区间	单位	检测仪器	方法学
甘油三酯 (TG)	1.41	合适水平：≤ 1.70 边缘升高：1.71~2.29 升高：≥ 2.30	mmol/L	AU5800-2	酶法
总胆固醇 (TC)	7.02↑	合适水平：≤ 5.20 边缘升高：5.21~6.19 升高：≥ 6.20	mmol/L	AU5800-2	胆固醇氧化酶法
高密度脂蛋白胆固醇 (HDL-C)	1.60	>1	mmol/L	AU5800-2	抗体免疫分离法 (AB法)
低密度脂蛋白胆固醇 (LDL-C)	4.51↑	理想水平：≤ 2.60 合适水平：2.61~3.40 边缘升高：3.41~4.09 升高：≥ 4.10	mmol/L	AU5800-2	保护法
载脂蛋白 A1 (ApoA1)	1.77↑	1~1.6	g/L	AU5800-2	透射免疫比浊法
载脂蛋白 B (ApoB)	1.20↑	0.6~1.1	g/L	AU5800-2	透射免疫比浊法

送检医生	检验者	审核者
接收时间	检验时间	报告时间

※本报告单仅对本标本负责※

案例分析　从血脂检查单可以看出该患者总胆固醇、低密度脂蛋白胆固醇升高。高脂血症，通常指血浆中的甘油三酯和总胆固醇升高，也包括低密度脂蛋白胆固醇升高和高密度脂蛋白胆固醇降低。高脂血症会导致血管斑块形成，从而阻碍血液流动，形成血管堵塞，这一疾病状态可能导致动脉粥样硬化、冠心病和脑血管疾病等严重后果。建议患者于内分泌科、心内科行进一步检查。

第七章　凝血四项检查

一、检查须知

凝血四项检查前的准备：①饮食：不需要空腹，但某些食物对血液的干扰程度比较强烈，如油腻、辛辣等，尽管凝血四项与血液成分无关，但不排除这些食物可能会影响检测结果，所以建议检查前1天保持饮食清淡；②药物：长期应用抗菌药物头孢哌酮、头孢孟多等；长期应用抗凝药物如肝素、华法林等；抗炎药物如阿司匹林、对乙酰氨基酚，都会影响血液的凝聚功能，导致检查结果出现异常；③运动：检查前禁止剧烈运动，运动会导致血浆成分发生变化，必须保持平静状态。

二、检查项目及临床意义

项目指标	参考值及临床意义
血浆凝血酶原时间（PT）	★参考值 正常值：通常为10~14秒 ★临床意义 PT是外源凝血因子的一种筛查试验指标 （1）PT延长：与正常对照相比，超过正常值3秒以上提示异常。①PT是外源性凝血途径（因子Ⅶ）和共同途径（因子Ⅱ、因子Ⅴ、因子Ⅹ）的筛查试验，对因子Ⅶ缺乏最敏感；②PT延长可能意味着先天性或获得性凝血因子缺乏、肝病、维生素K缺乏、抗凝剂治疗、血循环中抗凝物质存在或弥散性血管内凝血（DIC）等情况 （2）PT缩短：①DIC早期PT可能正常或轻度缩短；②血栓栓塞性疾病和其他血栓前状态（凝血因子和血小板活性增高及血管损伤等）；③口服避孕药；④先天性凝血因子Ⅴ增多 建议：如有异常，可于血液科就诊，若有相应血栓/出血事件，可于急诊科就诊

续表

项目指标	参考值及临床意义
活化部分凝血活酶时间（APTT）	★参考值 正常值：23～37秒。结果需与实验室正常对照值比较，若超过对照值10秒以上为异常 ★临床意义 APTT是内源性凝血途径的筛选试验指标，也可用于肝素的监控治疗 （1）APTT延长：与正常对照相比，超过10秒以上提示异常。①Ⅷ、Ⅸ、Ⅺ、Ⅻ缺乏症（如血友病）及部分血管性血友病；②严重凝血因子缺乏（涉及X、V、凝血酶原、纤维蛋白原），可能与多种疾病或抗凝剂使用相关；③纤溶亢进影响多种蛋白质；④血中存在抗凝物质如抗Ⅷ、Ⅸ抗体等 （2）APTT缩短：①凝血因子Ⅷ、Ⅸ活性增高；②高凝状态：如促凝物质进入血液及凝血因子的活性增高等情况；不稳定型心绞痛、脑血管病变、糖尿病血管病变、脑梗死等；③妊娠高血压综合征和肾炎综合征；④血栓前状态和血栓性疾病：如心肌梗死、脑血管病变、糖尿病伴血管病变、肺梗死、深静脉血栓形成 （3）肝素抗凝监控：普通肝素治疗时，需将APTT维持在正常对照值的1.5～2.5倍（或实验室制定的目标范围） 建议：如有异常，可于血液科就诊，如有相应临床血栓/出血事件，可先于急诊科处置与评估，再行专科诊治
凝血酶时间（TT）	★参考值 正常值：14.0～21.0秒。结果需与实验室对照值比较，超过对照值3～5秒视为延长 ★临床意义 检测人血浆的凝血酶时间。广泛用于肝素的监控治疗以及纤维蛋白原溶解治疗，筛选纤维蛋白原功能不良及一些严重的纤维蛋白原缺乏症

续表

项目指标	参考值及临床意义
凝血酶时间 （TT）	（1）TT延长：与正常对照相比，超过3秒以上提示异常。①纤维蛋白原异常包括质量异常（异常纤维蛋白原血症）和数量异常（先天或获得性低纤维蛋白原血症）；②肝素或肝素类物质增多；③直接凝血酶抑制剂（如达比加群）可显著延长TT （2）TT缩短：标本有微小凝结块及pH呈强酸性 建议：如有异常，可于血液科就诊，如有相应临床血栓/出血事件，可先于急诊科处置与评估，再行专科诊治
纤维蛋白原（FIB）	★参考值 正常值：正常参考值因实验室而异，通常为2.0~4.0g/L ★临床意义 （1）FIB增高：①是主要的急性时相反应蛋白，其合成受炎症、感染或恶性病中白细胞介素的刺激。如肺炎、风湿热、结核、败血症等细菌感染，糖尿病和糖尿病酸中毒，动脉粥样硬化，急性传染病，急性肾炎和尿毒症，放射治疗后，休克，外科大手术后，妊娠晚期和子痫前期，恶性肿瘤，代偿性DIC，脑血栓，心肌梗死等；②高纤维蛋白原血症是诱发脑卒中和冠心病的高危因素 （2）FIB减少：①先天性：纤维蛋白原缺乏症、异常纤维蛋白原血症；②获得性FIB减少常见于严重肝病，纤维蛋白原消耗过度，如DIC致大量失血，胎盘早期剥离、分娩时羊水渗入血管形成血栓，肺、前列腺手术；③营养不良及肝脏疾病时纤维蛋白原合成减少 建议：如有异常，可于血液科就诊，如有相应临床血栓/出血事件，可先于急诊科处置与评估，再行专科诊治

三、典型案例

典型凝血四项检查单如下表所示。

表 典型凝血四项检查单

医院检验报告单 【血】

姓名	性别	年龄	样本号
住院号	病区	床号	
标签取号	样本类型 血	标本状态	临床诊断

缩写	中文名称	结果	单位	参考范围
PT-T	*凝血酶原时间	15.4	sec ↑	10~14
PT-%	凝血酶原活动度 (PT)	61.0	% ↓	70~130
PT-R	凝血酶原比率 (PT)	1.28		0.7~1.30
PT-INR	*国际标准化比值 (PT)	1.27		0.7~1.30
Fbg	*纤维蛋白原	2.49	g/L	2~4
APTT	*活化部分凝血活酶时间	27.2	sec	22~38
TT	凝血酶时间	15.8	sec	10~20
D-Dimer	D-二聚体	0.15	μg/ml	0~0.50

送检医生　　　检验者　　　审核者
接收时间　　　检验时间　　报告时间
※本报告单仅对本标本负责※

案例分析

凝血酶原时间是在缺乏血小板的血浆中加入过量的组织凝血活酶和钙离子后，观察血浆凝固所需要的时间。PT主要反映凝血因子Ⅱ、Ⅴ、Ⅶ、Ⅹ的活性，也是检查机体外源性凝血系统功能有无障碍的过筛试验，同时是临床抗凝治疗的重要监测指标。凝血酶原活动度是反映肝脏凝血功能的一项重要指标，也是衡量血液凝固能力的实验室指标。它主要反映肝脏合成凝血因子的能力，对于评估肝病患者凝血功能有重要意义，凝血酶原活动度<40%表明肝细胞严重损伤。该患者的化验结果提示PT延长1.4秒，凝血酶原活动度61%，可结合肝功能检测，如果没有明显的不适症状，且肝功能无异常时，一般不需要特殊治疗，建议随访监测PT/INR和肝功能。

第八章　风湿免疫病检查

一、检查须知

风湿免疫病检查前的准备：①建议空腹。空腹时间最好在8小时以上，检查的时间最好在上午10时之前。②避免服用的药物。由于激素具有一定的免疫调节作用，可能会干扰到类风湿因子的检测结果，所以患者在检测前1天尽量避免使用激素；若正在应用免疫球蛋白制剂治疗，则建议至少提前1周停止输注；其他应避免服用的药物有红霉素、四环素等抗生素，异烟肼、利福平等抗结核药，氯喹、普鲁卡因胺、奎尼丁等抗心律失常药。③饮食的注意事项。在进行类风湿因子检测之前，患者需要注意清淡饮食，高脂饮食可能导致血浆浑浊，干扰光学法检测结果。

二、项目指标及临床意义

项目指标	参考值及临床意义
类风湿因子（RF）	★参考值 参考值因检测方法而异，通常为0～20IU/ml
	★临床意义 阳性常见疾病：①风湿免疫病：类风湿关节炎（RA，特异性中等）、干燥综合征（SS，高阳性率但低特异性）；②其他疾病：慢性感染、肿瘤、冷球蛋白血症。滴度解读：高滴度（如＞3倍上限）更支持RA诊断，但需排除感染/肿瘤 建议：如有异常，可于风湿免疫科或骨科寻求进一步诊断

续表

项目指标	参考值及临床意义
抗CCP抗体	★参考值 正常范围一般为0~5RU/ml，＜5RU/ml属于正常（不同医院有所差异） ★临床意义 如果超过正常范围，那么说明患有类风湿的可能性是比较大的。抗CCP抗体对诊断类风湿的敏感性和特异性很好，特异性高达96% 建议：如有异常，可于风湿免疫科寻求进一步诊断
C-反应蛋白（CRP）	★参考值 （1）标准全血C-反应蛋白测定，正常值：＜1mg/dl或＜10mg/L （2）采取免疫扩散或浊度法测定，正常值：800~8000μg/L ★临床意义 CRP升高可早期判断急性化脓性疾病、菌血症、组织坏死、恶性肿瘤疾病，以及各种风湿免疫类疾病；可用于动态观察风湿疾病活动；用于区分细菌感染与病毒感染，前者CRP明显升高，后者多正常 建议：如有异常，伴紧急事件如发热，可于急诊科先行处置，再分诊至专科
红细胞沉降率（ESR）	★参考值 男性：＜15mm/60min 女性：＜20mm/60min ★临床意义 用于系统性红斑狼疮（SLE）、类风湿关节炎、结核、风湿热等疾病的动态观察；其增高亦可见于组织坏死、肿瘤、贫血、多发性骨髓瘤、高球蛋白血症等疾患 建议：如有异常，伴紧急事件如发热，可于急诊科先行处置，再分诊至专科
可提取性核抗原（ENA）抗体谱	★参考值 阴性

续表

项目指标	参考值及临床意义
可提取性核抗原（ENA）抗体谱	★临床意义 ENA不含DNA，对核糖核酸酶敏感。ENA常包括： （1）抗Sm抗体：SLE的特异性标志之一，但阳性率偏低，为30%~40%。将抗dsDNA和抗Sm抗体同时检测，可提高SLE的确诊率 （2）抗SSA抗体：SS-A为干燥综合征（SS）的A抗原。最常见于干燥综合征，也见于系统性红斑狼疮、类风湿关节炎等风湿疾患 （3）抗SSB抗体：SS-B为SS的B抗原，15%~30%的系统性红斑狼疮及40%~60%的干燥综合征患者有抗SSB抗体 （4）抗Jo-1抗体：20%~30%的多发性肌炎/皮肌炎，30%~40%的多发性肌炎患者和高达60%的多发性肌炎伴有间质性肺疾病患者血清中可检测到抗Jo-1抗体 （5）抗核小体抗体：即抗Nucleosomes抗体，对系统性红斑狼疮的特异性可达到97%~99%。对系统性红斑狼疮的肾性病变有指导意义 （6）抗组蛋白抗体：抗组蛋白（AHA）抗体可分为5个亚单位：H-1、H-2A、H-2B、H-3、H-4。抗组蛋白抗体及其抗亚单位抗体主要见于药物性狼疮，也可出现在系统性红斑狼疮、类风湿关节炎等疾病中 建议：如有异常，可于风湿免疫科寻求进一步诊断
人体白细胞抗原B27（HLA-B27）	★参考值 阴性 ★临床意义 HLA-B27是人体白细胞抗原，属于Ⅰ型MHC基因。据流行病学调查，强直性脊柱炎患者HLA-B27的阳性率高达90%~96%；5%~10%的HLA-B27阳性健康人群终身不发病，诊断需结合临床症状（如炎性腰背痛）、影像学（骶髂关节炎）及其他检查 建议：如有异常，可于风湿免疫科寻求进一步诊断

三、典型案例

典型风湿免疫检查单如下表所示。

表　典型风湿免疫检查单

医院检验报告单　　【血】

姓名	性别	年龄	样本号
住院号	病区	床号	
标签取号	样本类型　血	标本状态	临床诊断

项目	结果	提示	生物参考区间	单位	检测方法
抗核抗体 (ANA)	阴性(混合型)	1:100	阴性 (1:<100)		间接免疫荧光
抗 dsDNA 抗体 (IIF)[DNA(F)]	阴性		阴性 (1:<10)		间接免疫荧光
抗 dsDNA 抗体 (ELISA)[DNA(E)]	190		<100.0	IU/mL	ELISA
抗 ENA 抗体 12 项 (ENA-12)					
抗 nRNP 抗体 (nRNP)	阴性 3		阴性 (<20)		免疫印迹法
抗 Sm 抗体 (Sm)	阴性 1		阴性 (<20)		免疫印迹法
抗 SS-A 抗体 (SS-A)	阴性 2		阴性 (<20)		免疫印迹法
抗 SS-B 抗体 (SS-B)	阴性 1		阴性 (<20)		免疫印迹法
抗 Scl-70 抗体 (Scl-70)	阴性 1		阴性 (<20)		免疫印迹法
抗 Jo-1 抗体 (Jo-1)	阴性 1		阴性 (<20)		免疫印迹法
抗 rRNP 抗体 (rRNP)	阴性 1		阴性 (<20)		免疫印迹法
抗线粒体抗体-M2 (AMA-M2)	阴性 1		阴性 (<20)		免疫印迹法
抗组蛋白抗体 (anti-HIS)	阴性 4		阴性 (<20)		免疫印迹法
抗核小体抗体 (ANuA)	阴性 0		阴性 (<20)		免疫印迹法
抗着丝点抗体 (CENP B)	阴性 1		阴性 (<20)		免疫印迹法
抗增殖细胞核抗原抗体 (PCNA)	阳性 35	↑	阴性 (<20)		免疫印迹法
肌炎谱 7 项 (肌炎谱-7)					
抗 Mi-2 抗体 (Mi-2)	阴性 7		阴性 (<20)		免疫印迹法

送检医生	检验者	审核者
接收时间	检验时间	报告时间

※本报告单仅对本标本负责※

第八章 风湿免疫病检查

案例分析

抗dsDNA抗体是一种自身抗体，主要针对双链DNA抗原特异性识别。对系统性红斑狼疮（SLE）的特异性高达90%，是SLE的诊断和监测的重要指标之一。该抗体与疾病活动性和器官受累相关，其效价与疾病活动性成正比，阳性患者肾脏受累风险显著升高（70%~80%），但并非所有阳性者均出现肾脏受累，因此也用于评估肾脏受累的风险和严重程度。需要注意的是，抗dsDNA抗体并非SLE独有的自身抗体，在其他自身免疫性疾病中也可能出现，其诊断需结合临床症状和其他检查结果。抗增殖细胞核抗原抗体，简称PCNA抗体，是一种针对细胞核中增殖细胞核抗原的特异性抗体。它是系统性红斑狼疮（SLE）的特异性抗体，可作为SLE的标志性抗体，但其阳性率较低，一般很少提示其他疾病。在正常情况下，抗增殖细胞核抗原抗体的检测结果应为阴性。此时，应结合其他检查。PCNA抗体检测结果需结合临床表现及其他免疫学指标综合解读。

第九章　甲功五项及甲状腺抗体检查

一、检查须知

甲功五项及甲状腺抗体检查前的准备：①检查前3天正常饮食，避免暴饮暴食，少喝酒，正常食用海产品即可，但注意避免食用过多；②保持心情愉悦，情绪稳定，不熬夜；③单纯检查甲状腺功能的血液检查，于餐前、餐后均可，这是因为甲状腺激素在血液中稳定，半衰期为2～3周，与饮食关系不大。如果想检查肝脏功能、肾脏功能，建议空腹去医院进行静脉抽血；④检查甲状腺功能时建议挂内分泌科或普通外科进行检测。

二、项目指标及临床意义

项目指标	参考值及临床意义
血清甲状腺素（TT_4）、血清游离甲状腺素（FT_4）、血清三碘甲状腺原氨酸（TT_3）、血清游离三碘甲状腺原氨酸（FT_3）、血清促甲状腺素（TSH）	★参考值 血清甲状腺素（TT_4）：65～155nmol/L 血清游离甲状腺素（FT_4）：10.3～31.0pmol/L 血清三碘甲状腺原氨酸（TT_3）：1.8～2.9nmol/L 血清游离三碘甲状腺原氨酸（FT_3）：2.0～6.6pmol/L 血清促甲状腺素（TSH）：0.3～5.0mIU/L ★临床意义 （1）甲状腺功能正常：即甲功三项，或甲功五项均正常，每个值都在参考范围之中。①甲功三项：包含TSH、FT_3、FT_4，常用于日常体检；②甲功五项：包含TSH、FT_3、FT_4、TT_3、TT_4。复查时最好检查甲功五项；③甲功七项：包含TSH、FT_3、FT_4、TT_3、TT_4、TPOAb、TGAb。在考虑为自身免疫性甲状腺疾病时才会检查 （2）甲状腺功能减退：①临床甲状腺功能减退：TSH增高，FT_3、FT_4降低，TT_3、TT_4降低。临床甲减，需要给予左旋甲状腺素补充治疗；②轻度亚临床甲状腺功能减退：TSH增高，但是<10mU/L，FT_3、FT_4正常，这种情况下，若没有相应的明显表现，可暂时予以观察，1个月或者3个月后复查，根据复查情况决定是否用药治疗

续表

项目指标	参考值及临床意义
血清甲状腺素（TT_4）、血清游离甲状腺素（FT_4）、血清三碘甲状腺原氨酸（TT_3）、血清游离三碘甲状腺原氨酸（FT_3）、血清促甲状腺素（TSH）	（3）甲状腺功能亢进：①临床甲状腺功能亢进：TSH降低，FT_3、FT_4升高，TT_3、TT_4升高。根据甲亢的原因，排出药物性甲亢外，通常需要给予抗甲状腺药物治疗；②亚临床甲状腺功能亢进：TSH降低，FT_3、FT_4正常 建议：如有异常，可于内分泌科寻求进一步诊断
甲状腺相关抗体	★参考值 阴性 ★临床意义 （1）甲状腺过氧化物酶抗体（TPOAb）、甲状腺球蛋白抗体（TGAb）阳性，通常情况下考虑可能存在桥本氏甲状腺炎，桥本氏甲状腺炎多表现为甲减，少数早期因甲状腺破坏出现短暂甲亢，功能状态随病程动态变化，典型的病理过程经历甲亢、甲功正常、甲减等阶段，桥本氏甲状腺炎合并甲亢（桥本甲亢）根据甲亢的程度决定是否治疗，治疗的周期一般也较普通甲亢时间短 （2）促甲状腺激素受体抗体（TRAb）阳性，通常情况下考虑Graves病，更多用于甲亢的病因检查 （3）复查甲状腺功能时，可以不用再次复查甲状腺相关抗体，抗体的存在主要用于判断病因，有一定的指导价值，主要是甲亢治疗持续时间的差异 建议：如有异常，可于内分泌科寻求进一步诊断

三、典型案例

典型甲功七项检查单如下表所示。

表　典型甲功七项检查单

医院检验报告单　【血】

姓名	性别	年龄	样本号
住院号	病区	床号	
标签取号	样本类型 血	标本状态	临床诊断

项目名称	缩写	结果	单位	参考区间	检测方法
促甲状腺激素测定	TSH	0.020↓	μIU/ml	0.350~4.940	化学发光微粒子免疫检测法
三碘甲状原氨酸测定	TT_3	3.09↑	nmol/L	0.53~2.97	化学发光微粒子免疫检测法
甲状腺素测定	TT_4	142.91	nmol/L	62.68~150.80	化学发光微粒子免疫检测法
游离三碘甲状原氨酸测定	FT_3	8.00↑	pmol/L	2.42~6.01	化学发光微粒子免疫检测法
游离甲状腺素测定	FT_4	17.33	pmol/L	9.01~19.05	化学发光微粒子免疫检测法
抗甲状腺过氧化物酶抗体检测	ANTI-TPO	0.46	IU/ml	≤5.61	化学发光微粒子免疫检测法
甲状腺球蛋白抗体 TGAb	ANTI-TG	25.79↑	IU/ml	≤4.11	化学发光微粒子免疫检测法

送检医生	检验者	审核者
接收时间	检验时间	报告时间

※本报告单仅对本标本负责※

案例分析　甲状腺球蛋白抗体（TGAb）是自身免疫性甲状腺疾病患者血清中的一种常见自身抗体。当人体出现自身免疫性甲状腺疾病时，血清中常能检测到这种抗体。TGAb的升高通常与甲状腺组织损伤相关，可能提示存在慢性淋巴细胞性甲状腺炎（桥本氏甲状腺炎）等甲状腺免疫性疾病。需要注意的是，通常情况下慢性淋巴细胞性甲状腺炎患者的三碘甲状腺原氨酸（TT_3）水平降低，而促甲状腺素（TSH）水平升高，如果摄入碘过多则会加速甲减。然而，TGAb的检测结果需要由医生综合患者的临床病史、体征和其他检查结果进行判断，不能单独作为诊断的唯一依据。此外，TGAb的升高还可能与遗传因素、环境因素等相关，具体原因建议于内分泌科行进一步分析和检查。

第十章　女性早早孕试纸及 HCG 检查

一、检查须知

影响试纸使用准确率的因素包括：①检测的时间。HCG一般在受精卵着床几天后才出现在尿液中，而且要达到一定量才能被检出。因此，建议在月经推迟1周时首次检测，若结果阴性但月经仍未来潮，3~5天后复查；②尿液稀释。如果饮水过多使尿液稀释可能会导致假阴性结果；③早晨和晚间行试纸检测可能对结果产生一定影响。早晨尿液中HCG值一般最高，所以许多说明书中都建议晨起检测；④检测时注意尿液浸没试纸的长度。有时尿液浸没检测试纸的长度过长可能使测试结果难以判断；⑤避免在近期有过妊娠的情况下凭检测结果判断是否怀孕。因为在终止妊娠后（分娩后、自然流产和人工流产后）的较长一段时间内，HCG可以持续阳性；⑥一些疾病和药物可能造成检测结果假阳性。如尿中带血，或服用一些生育药品。有些肿瘤细胞如葡萄胎、绒癌、支气管癌和肾癌等，也可促进体内分泌HCG；⑦避免使用过期的试纸。因为过期试纸会失去效用，所以在购买时要注意查看生产日期；⑧避免使用已经受潮了的试纸。育龄妇女出现停经或怀疑怀孕，不应仅仅依靠一次早孕试纸自测就判断自己是否妊娠。最可靠的手段是及时到医院进行全面检查，尤其是弱阳性者，以便尽早采取措施。

二、女性早早孕试纸使用时间及使用方法

1.使用时间

HCG产生最快需要6、7天（受精卵着床一般需要6、7天左右的时间，着床后滋养层形成时开始分泌HCG）。为得到准确结果，建议等14天以后（孕早期HCG分泌增加很快，1.7~2天增长1倍，14天以后是比较准确的结果）。遵守测试时间，5分钟内读取结果，5分钟后判定无效。（不同牌子的试纸可能有区别，需要看一下说明书）。尿液标本应现采现试，避免用放置久了的尿液。当无法使用现采尿液时，尿液可在室温放置8小时；或冰箱放置24小时，但使用前应将试剂和尿样标本恢复至室温（20~30℃）。

2.使用方法

从原包装铝箔袋中取出试剂条（在1小时内应尽快地使用），将试剂条按箭头方向插入尿液标本中，至少5秒钟后取出，平放于干净平整的台面上观察结果。晨尿最佳（晨尿浓缩，激素水平较高）。测试前夜还应尽量减少饮水量。尿液液面不能超过试剂条的标记线（MAX线）。

三、项目指标及临床意义

项目指标	参考值及临床意义
女性早早孕试纸	（1）阳性（+）：两条紫红色条带出现，一条位于检测区（T）内，另一条位于对照区（C）。表示怀孕 （2）阴性（-）：仅对照区（C）出现一条紫红色条带，在检测区（T）内无紫红色条带出现。表明未怀孕 （3）无效：对照区（C）未出现紫红色条带，表明操作过程不准确或试剂条已变质损坏 建议：如有异常，可于妇科寻求进一步诊断

续表

项目指标	参考值及临床意义
HCG检查	★参考值 妊娠不同时期及各孕妇之间的血清HCG绝对值变化很大，相互之间没有可比性，只可自身比较。血HCG的正常值<10mIU/ml，β-HCG的正常值<5mIU/ml，不同实验室试剂盒的抗体特异性不同（针对总HCG或β-HCG），参考值需以检测报告标注为准 ★临床意义 （1）减少：①计算错受孕日期：早孕期，如果出现血HCG值偏低，提示可能算错末次月经时间；②宫外孕：出现血HCG值偏低，隔天再次检查，如果上涨的数并非翻倍，需在孕5~6周（即停经35~42天）去医院做B超，以确定是否为宫内孕；③胚胎发育不良：若HCG上升缓慢（如48小时增幅不足50%），可能提示胚胎发育不良或宫外孕，需结合超声检查明确诊断 （2）增高：①计算错受孕日期：可能是错误估算了末次月经时间，导致实际孕周和估算孕周不符；②双胞胎：可能是双胞胎或多胞胎，因为多胎妊娠的数值比单胎妊娠要高；③葡萄胎（一种妊娠滋养细胞疾病）的HCG水平常异常升高，可能超过相应孕周正常值的数倍。如果确认是葡萄胎，需要马上入院进行清除处理，否则会出现子宫穿孔及感染等严重后果；④唐氏综合征：若唐氏筛查中游离β-HCG中倍数（MoM值）异常升高，需结合其他判断手段，可通过无创或者羊水穿刺，来评估胎儿患唐氏综合征的风险。（注意：孕早期外源性HCG注射可能影响早期妊娠检测，但对孕中期的唐氏筛查结果影响不显著） 建议：如有异常，建议及时至产科就诊，完善相关检查

四、典型案例

典型女性HCG检查单如下表所示。

表　典型女性HCG检查单

医院检验报告单　　　　　【尿】

姓名	性别	年龄	样本号
住院号	病区	床号	
标签取号	样本类型　尿	标本状态	临床诊断

项目名称	检验结果	检验状态	单位	参考值
人绒毛膜促性腺激素	5.21		mIU/ml	正常人 0~10 正常怀孕标本 参考值 6~8 周 530~180000 9~12 周 10000~320000 13~28 周 8000~130000 39~40 周 10000~190000

送检医生　　　检验者　　　审核者
接收时间　　　检验时间　　报告时间
※本报告单仅对本标本负责※

案例分析

人绒毛膜促性腺激素（HCG）主要来源于胎盘的滋养层细胞。在受精卵着床发育成胚胎的过程中，合体滋养细胞开始分泌HCG。这种激素可以通过孕妇的血液循环排泄到尿中，因此可以用于早孕的检测。HCG升高，如果同时伴有月经停止及有性生活史，建议到妇科进一步诊断。

第十一章　激素六项检查

一、检查须知

激素六项检查前的准备：①空腹：若需要检查催乳素项目，则需要空腹进行抽血化验。若女性不检查催乳素，可以于早餐后再进行抽血检查；②月经周期要求：性激素六项的最佳检查时间因目的而异，需根据医生建议选择合适时间；③其他：要注意情绪稳定，避免紧张、焦虑，还要注意检查前1晚避免熬夜、进食大量蛋白质以及刺激性食物，同时注意避免进行性生活。

二、项目指标及临床意义

项目指标	参考值及临床意义
促黄体生成素（LH）	★参考值 男：1.24～8.63mIU/ml 女：卵泡期：2.12～10.89mIU/ml；排卵期：20～75mIU/ml（个体差异较大）；黄体期：1.20～12.86mIU/ml；绝经后：10.87～58.64mIU/ml 儿童：0.01～0.3mIU/ml ★临床意义 其主要功能是促进排卵和黄体生成，以促进黄体分泌孕激素和雌激素。若LH显著低于参考范围下限（如女性卵泡期<2mIU/ml，男性<1.2mIU/ml），可能提示中枢性性腺功能减退（如席汉氏综合征），需结合FSH、睾酮/雌激素等综合判断
促卵泡生成素（FSH）	★参考值 女性：卵泡期：1.5～10mIU/ml；排卵期：8～20mIU/ml；黄体期：2～10mIU/ml；绝经期：30～118mIU/ml 男性：1.2～8.8mIU/ml ★临床意义 FSH在女性中促进卵泡发育及雌激素分泌，在男性中促进精子生成 （1）FSH值低见于雌孕激素治疗期间、席汉氏综合征等 （2）FSH高见于卵巢早衰、卵巢不敏感综合征、原发性闭经等 （3）基础FSH＞15～25mIU/ml提示卵巢储备减退，促排卵疗效可能较差

续表

项目指标	参考值及临床意义
雌二醇（E2）	★参考值 男性：29～132pmol/L 女性卵泡期：70～500pmol/L ★临床意义 检查血、尿中雌二醇对诊断性早熟、发育不良等内分泌及妇科疾病有一定价值 （1）增高：见于外周性性早熟、产生雌激素的肿瘤、男子乳房发育症、肝硬化失代偿期、肾上腺皮质增生 （2）降低：先天性卵巢发育不全症、更年期综合征、垂体前叶功能减退、垂体性矮小症、子痫前期、无脑儿
孕酮（P）	★参考值 卵泡期：0.31～1.52ng/ml 黄体期：5.16～18.56ng/ml 妊娠早期：10～44ng/ml 妊娠中期：19.41～90ng/ml 绝经后：<0.78ng/ml ★临床意义 孕酮在体内对雌激素激发过的子宫内膜有显著形态学影响，为维持妊娠所必需的。妊娠后血孕酮会明显升高，于妊娠8～10周以后，胎盘合成体滋养细胞，开始产生孕激素，母血孕酮值随妊娠进展逐渐增高，以维持妊娠稳定
睾酮（T）	★参考值 男性：8.64～29.0nmol/L 女性：1.3～2.8nmol/L ★临床意义 睾酮可以维持正常的性欲和生殖功能，也可以促进外生殖器的生长和精子的发生，促进男性的胡须和阴毛的出现，同时维持男性的性欲。若男性睾酮偏低，则很可能会导致精子活性较差、精子数量降低，甚至死精等情况。并且男性的胸部会逐渐堆积脂肪，男性腿部以及躯干部位的体毛会逐渐开始脱落。女性睾酮参与维持性欲、肌肉质量、骨密度及红细胞生成。女性睾酮过高可能导致多毛症、痤疮、月经紊乱（如多囊卵巢综合征）

续表

项目指标	参考值及临床意义
泌乳素 （PRL）	★ 参考值 男性：4.0~15.2 μg/L 未怀孕女性：3.34~25 μg/L 怀孕女性：9.7~208.5 μg/L ★ 临床意义 泌乳素在孕期与雌激素、孕激素协同作用，为产后泌乳做准备。产后泌乳素升高直接促进乳汁合成与分泌。此外，在有性生活、药物刺激、情绪波动等影响下，也会有所增加，这种情况属于正常现象，如果没有明显的不适症状，一般不需要特殊治疗

三、典型案例

典型激素六项检查单如下表所示。

表　典型激素六项检查单

医院检验报告单　　【血】

姓名	性别	年龄	样本号
住院号	病区	床号	
标签取号	样本类型　血	标本状态	临床诊断

简称	项目	结果	参考区间		单位
LH	促黄体生成素	16.56	卵泡期：2.4~12.6 黄体期：1.0~11.4	排卵期：14.0~17.4 绝经期：7.7~58.5	IU/L
FSH	促卵泡生成素	7.44	卵泡期：3.5~12.5 黄体期：1.7~7.7	排卵期：4.7~21.5 绝经期：25.8~134.8	IU/L
PRL	垂体泌乳素	244.8	103~496		mIU/L
E2	雌二醇	113.5	卵泡期：46.0~607 黄体期：161~774	排卵期：315~1828 绝经期：18.4~201	pmol/L
P	孕酮	1.19	卵泡期：0.6~4.7 黄体期：5.3~86	排卵期：2.4~9.4 绝经期：0.3~2.5	nmol/L
T	睾酮	0.82	0.29~1.67		nmol/L

送检医生　　　检验者　　　　　审核者
接收时间　　　检验时间　　　　报告时间
※本报告单仅对本标本负责※

上篇　化验报告单

案例分析

性激素六项检查由促卵泡生成激素（FSH）、促黄体生成激素（LH）、雌二醇（E2）、孕酮（P）、睾酮（T）、泌乳素（PRL）六项组成。女性在不同年龄、生理周期的不同阶段，性激素检查结果值各异，因此，具体解读时必须要结合检查时机和患者病史，建议到妇科进一步就诊。

第十二章 男性精液检查

一、检查须知

男性精液检查前的准备：①提前戒烟戒酒：通常情况下在行男性精液检查前最好1个月内避免吸烟、喝酒；②避免相关检查：行男性精液检查的前3个月内最好不进行X射线检查、CT检查等；③提前禁欲：行男性精液检查前需要禁欲至少2~7天，包括不能手淫以及同房，需完整收集全部精液，避免遗漏初始部分（富含精子）。使用专用无菌容器，通过手淫法取精，不可使用普通避孕套（含杀精剂），这样能够更客观的反映精子的数量、存活率以及畸形率。

二、项目指标及临床意义

项目指标	参考值及临床意义
精液外观	★参考值 正常精液为乳白色或灰白色，如果禁欲时间长，可呈淡黄色，生殖道有炎症时呈黄色甚至精液中有血液 ★临床意义 （1）黄色或棕色脓性精液：常见于精囊炎或前列腺炎等疾病 （2）鲜红色或暗红色精液：俗称血精，见于精囊腺和前列腺炎症、结核、结石或肿瘤等疾病
精液体积	★参考值 每次排精量≥1.5ml，但受排精频率及次数的影响。每次精液量少于1.5ml时称为精液量减少，每次精液量多于6ml时称为精液量过多，这些都属于异常情况 ★临床意义 （1）精液减少：精液量少于1.5ml。排除精液丢失或禁欲时间过短等人为因素后，病理性减少见于雄激素分泌不足、副性腺感染等

续表

项目指标	参考值及临床意义
精液体积	（2）无精液症：无精液排出（射精后无精液）。病理性见于生殖系统的特异性感染及非特异性炎症等。逆行射精（如逆行射入膀胱）时有射精动作但无精液排出 （3）精液增多症：精液量大于6.0ml。常见于附属性腺功能亢进，也可见于禁欲时间过长者
精液液化时间	★参考值 精液刚排出体外时呈凝胶状态，经过15~30分钟会变成液体状态，这一过程称为液化 ★临床意义 如果精液排出体外后超过60分钟仍呈凝固状态，则称为精液不液化或液化延迟，可能会影响精子的活动及受孕能力
精液黏稠度	★参考值 黏稠度指的是精液完全液化后的黏度。正常精液刚排出时黏稠度高，在前列腺分泌的蛋白酶作用下自行液化而黏稠度降低，拉丝实验示拉丝长度小于2cm ★临床意义 黏稠度降低：多见于先天性无精囊腺、精子浓度太低或无精子、精囊液流出管道阻塞 黏稠度增高：多见于精囊炎、前列腺炎
精液pH值	★参考值 pH值是指精液酸碱度，主要反映精子生活的外部环境，过高或过低都会影响精子生存，正常pH值为7.2~8.0 ★临床意义 （1）pH＜7.0伴精液量减少，多见于输精管道阻塞、射管和精囊腺缺如或发育不良 （2）pH＞8.0，常见于急性前列腺炎、精囊炎，可能是由精囊腺分泌过多或前列腺分泌过少导致
精子活力	★参考值 精子活力程度与妊娠率有关。正常男性总运动精子（PR+NP）比例为排精后（1小时内≥40%），积极运动精子（PR）比例的参考下限为32%。精子1小时内活精子比例≥58%（通过染色法检测）

续表

项目指标	参考值及临床意义
精子活力	★临床意义 《WHO第5版人类精液检查及处理分析》把精子活力分为运动活跃型（PR）、非运动活跃型（NP）、完全不动型（IM）三个等级 （1）PR：精子运动活跃、线性运动或者在较大的范围内运动 （2）NP：精子运动但不活跃，如精子在较小的范围内运动，精子头部轻微移位或只有鞭毛摆动 （3）IM：精子完全不动 精子活动力低下常见于精索静脉曲张、静脉血回流不畅、睾丸组织缺氧、生殖系统非特异性感染等
精子计数	★参考值 精子计数有精子浓度和精子总数两种指标，前者是指计数单位体积内的精子数量。后者是以精子浓度乘以本次的精液量，即得到1次射精的精子总数 ★临床意义 （1）精子总数：健康人的精子总数存在明显的个体差异，即使同一个体在不同的时间内，其精子总数也有较大的变化 （2）精子浓度：精子浓度持续小于15×10^6/ml时为少精子症；精液多次检查无精子时称为无精子症，需通过离心后沉渣镜检确认，避免因未离心漏检少量精子。精子浓度降低和无精子症是男性不育的主要原因。精子浓度降低常见于睾丸病变、输精管疾病、内分泌疾病、食物影响（如长期食用棉酚等）
精子畸形率	★参考值 正常形态精子被认为是有受精潜能的精子，正常精液样本中至少4%的精子应具有正常形态 ★临床意义 高畸形率不代表没有生育的可能性。畸形精子增多见于感染、外伤、高温、放射线、乙醇中毒、药物、工业废物等因素导致睾丸异常、精索静脉曲张等

三、典型案例

典型男性精液检查单如下表所示。

表 典型男性精液检查单

医院检验报告单 【精液】

姓名	性别	年龄	样本号
住院号	病区	床号	
标签取号	样本类型 精液	标本状态	临床诊断

检测分析结果：

| 检测精子总数：283(个) | 精子密度：164.416（百万/毫升） | A+B 级个数：177 个 |
| 活动精子总数：253(个) | 精子活率：89.399（%） | A+B 级比例：62.544% |

运动速度分级：

A 级（快速前向运动）：	个数：118 个	比例：41.696%	密度：68.555(百万/毫升)
B 级（慢速或呆滞前向运动）：	个数：59 个	比例：20.848%	密度：34.277(百万/毫升)
C 级（非前向运动）：	个数：76 个	比例：26.855%	密度：44.154(百万/毫升)
D 级（极慢或不动）：	个数：30 个	比例：10.601%	密度：17.43(百万/毫升)

平均曲线运动速度(VCL)：	28.058(微米/秒)	直线运动精子数：106(个)
平均直线运动速度(VSL)：	17.428(微米/秒)	直线运动精子活率：37.456（%）
平均路径运动速度(VAP)：	25.932(微米/秒)	直线运动精子密度：61.583(百万/毫升)
精子平均侧摆幅值(ALH)：	4.092(微米)	运动的直线性(LTN)：62.115（%）
精子平均鞭打频率(BCF)：	12.966(次/秒)	运动的摆动性(WOB)：92.423（%）
精子平均移动角度(MAD)：	23.493(度)	运动的前向性(SRT)：67.207（%）
检测/采集所用时间(T)：	1.92(秒)	

静态分析结果：

精子形态：平均大小：15.948 平方微米　平均周长：19.462 微米
正常个数：279 个　比例：98.587（%）　畸形个数：4 个　比例：1.413%
头部畸形：4 个　比例：1.413%　体部畸形：0 个　比例：0%
尾部畸形：0 个　比例：0%　混合畸形：0 个　比例：0%
其他成分：上皮细胞：/；红细胞：/；白细胞：4~6；生精细胞：/

| 送检医生 | 检验者 | 审核者 |
| 接收时间 | 检验时间 | 报告时间 |

※本报告单仅对本标本负责※

案例分析

少精子症也称精子减少症，是指生育期男性具备正常的性功能和射精功能，在禁欲2~7日后，3次以上精液化验结果提示精子浓度<15×10^6/ml或每次射精精子总数<39×10^6/ml，是导致男性不育的主要原因之一，占男性不育的20%~30%。精子浓度或者精子总数的多少与男性生育能力呈正相关。判断男性的生育力，不能仅以精子数量的多少来判定，精子数低于最低标准，只能表明睾丸生精功能下降，生育机会减少，具体解读必须要结合检查时机和患者病史，建议到泌尿科行进一步检查。

第十三章 传染性疾病检查

一、检查须知

传染性疾病检查前的准备：①在进行检查前，通常不需要空腹，保持正常的饮食习惯和作息习惯即可；②若进行皮肤或伤口采样（如疱疹病毒检测、皮肤真菌检查），建议采样前不要清洗患处，以免影响结果。若进行侵入性操作（如腰椎穿刺），需遵医嘱保持穿刺部位局部清洁。

二、项目指标及临床意义

项目指标	临床意义
冠状病毒检查	（1）核酸检测：判断被检测者是否被感染 （2）抗体检测：判断被检测者是否有应对此病毒的抵抗力。（抗体分为两种：IgM和IgG，不同抗体反映疾病的不同阶段）核酸阳性代表身体被感染，IgM阳性代表体内已产生对病毒的免疫反应，IgG阳性代表进一步免疫反应产生。如果病情好转，IgM最先下降转变为阴性，然后是核酸变成阴性，IgG可能持续阳性 通常检测会出现六种结果：①三者阴性，患者未被病毒感染；②核酸阳性，两种抗体阴性，检测者可能处于无症状感染期；③核酸阳性，IgM阳性，IgG阴性，感染正处于感染早期；④三者阳性，患者正处于感染活跃期，体内免疫系统正在建立保护机制。此时也是医护人员必须重点关注的时期；⑤核酸阳性，IgM阴性，IgG阳性，患者处于疾病康复期；⑥核酸阴性，IgM阴性，IgG阳性，患者近期被新冠病毒感染过，现在对病毒已产生免疫力，此类人群可以恢复正常活动 建议：如有异常，可于感染科、呼吸科寻求进一步诊断

续表

项目指标	临床意义
支原体检查	（1）肺炎支原体培养：肺炎支原体培养是诊断肺炎支原体感染的"金标准"，但因肺炎支原体对培养条件要求苛刻、体外培养时间长，生长缓慢、敏感性低，因此肺炎支原体培养的阳性率较低。不过，肺炎支原体培养可以对阳性分离株培养株进行鉴定、分型和药敏试验，故仍具有重要的临床意义 （2）肺炎支原体-IgM抗体检测：肺炎支原体感染机体后，体内可产生特异性的IgM、IgG、IgA类抗体，IgM抗体一般在感染后4~5天出现，3~4周后达高峰，持续1~3个月甚至更长，可作为近期感染的诊断指标。IgA抗体在肺炎支原体感染早期迅速上升，7~14天至峰值水平，其变化与IgM基本一致。IgG抗体出现较迟，其浓度峰值在感染后的第5周，一般提示有既往感染，单独检测的临床意义不大，但可用作肺炎支原体感染的流行病学调查。肺炎支原体-IgM抗体的检测主要有颗粒凝集法、免疫胶体金等。颗粒凝集法是实验室检测血清肺炎支原体-IgM抗体的主要方法，《儿童肺炎支原体肺炎诊疗指南（2023年版）》中指出，单份血清抗体滴度≥1∶160可以作为肺炎支原体近期感染的诊断标准。免疫胶体金法可定性检测肺炎支原体-IgM抗体，结果报告阴性或者阳性，阳性提示肺炎支原体感染，但是由于方法学的灵敏度低，阴性则不能完全排除肺炎支原体感染，多用于急诊和大群体筛查。免疫胶体金法也可出现假阳性，因此判定抗体检测结果务必结合临床和影像学特征后进行综合分析 （3）肺炎支原体核酸检测：肺炎支原体核酸检测是诊断肺炎支原体感染的新标准。其检测方法为实时定量PCR技术，方法学灵敏度高，特异性好，可用于早期诊断，目前已在临床上广泛使用。此外，多数医院的检验科还开展有多重呼吸道病原体的核酸检测，方法学为多重实时荧光PCR技术，一次采样就能同时检测肺炎支原体和其他多种常见呼吸道感染性病原体的核酸，可用于呼吸道感染性疾病病原体类型的早期诊断和鉴别诊断 建议：如有异常，可于感染科、呼吸科寻求进一步诊断

续表

项目指标	临床意义
乙型肝炎病毒检查	乙肝五项：乙肝表面抗原（HBsAg）、乙肝表面抗体（抗-HBs或HBsAb）、乙肝e抗原（HBeAg）、乙肝e抗体（抗-HBe或HBeAb）、乙肝核心抗体（抗-HBc或HBcAb） （1）乙肝五项全阴，说明过去和现在未感染过乙型肝炎病毒（HBV），未接种疫苗，目前没有保护性抗体，但不能排除感染潜伏期 （2）乙肝五项第1项阳性，其余四项阴性，说明是急性病毒感染的潜伏期后期（即感染早期），传染性弱 （3）乙肝五项第1、4、5项阳性，其余两项阴性，俗称乙肝"小三阳"，说明是急、慢性乙肝，传染性相对较弱 （4）乙肝五项第1、3、5项阳性，其余两项阴性，俗称"大三阳"，说明是急、慢性乙肝，传染性相对较强。这三项指标阳性往往提示体内病毒复制比较活跃，但是否引起了严重的肝细胞损害，还要看肝功能检测情况 （5）乙肝五项第1、3项阳性，其余三项阴性，俗称"大二阳"，可能提示检测误差或极早期感染，需动态监测。"大二阳"是一种不稳定的状态，如果不及时治疗，可能会导致病情迅速恶化 （6）乙肝五项第1、3、4、5项阳性，可能为血清转换期的短暂现象或检测误差，需重新检测确认 （7）乙肝五项第1、4项阳性，其余三项阴性，可能为检测错误或特殊变异株感染，需结合HBV DNA检测 （8）乙肝五项第1、5项阳性，其余三项阴性，说明是急、慢性乙肝，即①急性HBV感染；②慢性HBsAg携带者；③传染性弱。俗称"小二阳"。单纯的乙肝两对半检查出乙肝"小二阳"，并不能表明患者传染或者不传染乙肝病毒 （9）乙肝五项第5项阳性，其余四项阴性，说明：①既往感染未能测出HBsAb，②恢复期HBsAg已消，HBsAb尚未出现，③无症状HBsAg携带者 （10）乙肝五项第2、4、5项阳性，其余两项阴性，俗称"恢三阳"，说明是乙肝的恢复期，已有免疫力

项目指标	临床意义
乙型肝炎病毒检查	（11）乙肝五项第2项阳性，其余四项阴性，说明：①曾经注射过乙肝疫苗并产生了抗体，有免疫力；②曾经有过乙肝病毒感染，并且有一定的免疫力；③假阳性 （12）乙肝五项第2、5项阳性，其余三项阴性，说明是乙肝病毒感染后已康复，已有免疫力 （13）乙肝五项第4、5项阳性，其余三项阴性，说明是急性乙肝病毒感染的恢复期，或曾经感染过病毒 建议：如有异常，可于感染科、肝病科寻求进一步诊断
艾滋病病毒检查	确证检测结果有三种： （1）阳性：这种情况可确定感染了艾滋病，接下来疾控和医院相关工作人员会第一时间联系被检测者，提供相应的医疗服务和健康监测；此时应积极配合相关抗病毒治疗，避免传染他人 （2）不确定：这种情况暂不能确定感染艾滋病，但存在相对较大的感染风险，需要2~4周进一步复查或以核酸检测为补充进行诊断。若复查或核酸检测为阴性，大概率可以排除艾滋病感染 （3）阴性：这种情况较大概率可以排除艾滋病感染，但仍存在感染的可能，据不完全统计有5%左右的被检测者因早期感染，确证检测处于窗口期，使得检测呈现假阴性。如果有流行病学史或临床症状，需要2~4周后行进一步复查或以核酸检测为补充进行诊断。若复查或核酸检测为阴性，大概率可以排除艾滋病感染
	核酸检测结果有三种： （1）>5000CPs/ml：该数值代表体内艾滋病病毒的载量，数值越大，说明体内游离病毒水平越高，病毒复制越活跃。一般>5000CPs/ml时，即可确定感染了艾滋病 （2）≤5000CPs/ml：针对这种情况，检验机构一般会联系被检测者再次采血复检，如果结果仍然是≤5000CPs/ml，报告出具具体数值，临床医生可根据流行病学史和临床症状以及其他常规指标进行综合诊断

项目指标	临床意义
艾滋病病毒检查	（3）"未检出"或"TND"：这种情况提示较大概率没有感染艾滋病，但不排除感染的可能，机体阶段性免疫状况、个体水平差异、抗病毒性用药等因素可影响核酸检测呈现假阴性。如果有流行病学史或临床症状，需要2~4周后行进一步复查。若复查为阴性，大概率可以排除艾滋病感染 注：对于HIV感染母亲所生的18个月龄及以下幼儿，一般采用核酸检测进行诊断 建议：如有异常，可于感染科、皮肤与性病科寻求进一步诊断
梅毒检查	目前应用比较广泛的梅毒血清学检测，通常称"梅毒二项"，即TPPA和TRUST （1）TPPA阳性，TRUST阴性：①曾感染梅毒：有一部分人在感染梅毒后没有任何表现，呈隐形梅毒，在体检、献血时才发现；另一部分人在得病初期，由于感冒等其他原因使用了抗生素而无意中不规范的治疗过，所以滴度1:4而没有转阴。此类患者可以定期复查，暂时不需要治疗。②也可能提示梅毒早期，表明现在有传染性，除了每3个月复查以外，还需要进行梅毒治疗 （2）TPPA阴性，TRUST阳性：①TPPA试验操作失误或特定条件下（如螺旋体滴度低于1:8），可导致TPPA结果不准确；②梅毒感染早期：部分处于梅毒感染早期的患者，梅毒螺旋体滴度较少，TPPA的IgG抗体检测不出而呈阴性结果 （3）TPPA阳性，TRUST阳性：说明正在感染梅毒，暂时没出现症状，具有较强传染性 （4）TPPA阴性，TRUST阴性：可以排除梅毒感染，但是极早期梅毒也可能阴性，所以怀疑自己接触过梅毒高危传染源的人可以在3个月后再复查，若结果还是阴性，即可排除梅毒 建议：如有异常，可于感染科、皮肤与性病科寻求进一步诊断

三、典型案例

典型病毒性肝炎检查单如下表所示。

表　典型病毒性肝炎检查单

医院检验报告单　　【血】

姓名	性别	年龄	样本号
住院号	病区	床号	
标签取号	样本类型　血	标本状态	临床诊断

代号	项目名称	结果		参考范围
HBsAg	乙型肝炎表面抗原	阳性	+	阴性
HBsAb	乙型肝炎表面抗体	阴性		阴性/阳性
HBeAg	乙型肝炎e抗原	阳性	+	阴性
HBeAb	乙型肝炎e抗体	阴性		阴性
HBcAb	乙型肝炎核心抗体	阳性	+	阴性

送检医生　　　　检验者　　　　　审核者
接收时间　　　　检验时间　　　　报告时间
※本报告单仅对本标本负责※

案例分析　上图是一张"大三阳"的化验单。第1、3、5项阳性，多见于急性或慢性乙肝病毒感染，提示传染性非常强。可以就诊于感染科行进一步检查。

第十四章　肿瘤标记物检查

一、检查须知

肿瘤标记物检查前的准备：①该检查不受饮食的影响，一般不需要空腹；②在检查前避免熬夜、饮酒，饮食清淡，忌辛辣、刺激性食物，避免剧烈运动，以免影响检查结果的准确性。

二、项目指标及临床意义

项目指标	临床意义
甲状腺癌标记物	甲状腺癌标志物有：甲状腺球蛋白（Tg）、降钙素和癌胚抗原（CEA） （1）血清甲状腺球蛋白测定对鉴别甲状腺结节的良恶性缺乏特异性价值，临床上一般不作为甲状腺癌患者的术前诊断项目。但对于已清除全部甲状腺组织的患者来说，血清甲状腺球蛋白升高提示肿瘤复发的可能，应进一步检查 （2）髓样甲状腺癌（MTC）是一种起源于甲状腺C细胞的疾病。作为罕见但较为严重的甲状腺癌亚型，髓样甲状腺癌可以使患者血液中的降钙素水平普遍升高。因此，MTC患者通常会被建议进行降钙素水平监测，若发现降钙素≥150pg/ml，应高度怀疑病情进展或复发，这可能表明甲状腺C细胞肿瘤存在增殖或扩散。在这种情况下，进一步的诊断和评估是必要的。医生可能会建议进行影像学检查（如超声、CT扫描或PET-CT）来评估病变的位置、大小和分布情况。此外，可能会进行淋巴结生物检查或活检，以确定是否存在淋巴结转移或其他远处转移 （3）在成人正常组织中，癌胚抗原（CEA）的含量特别低，但在某些种类的癌症中，CEA的水平会明显升高。因此，癌胚抗原可以作为肿瘤标志物的一种，被用于肿瘤的筛查、诊断、治疗监测和评估预后。如髓样甲状腺癌与CEA有着密切的关系

续表

项目指标	临床意义
甲状腺癌标记物	（4）甲状腺C细胞通常会参与合成和分泌CEA，MTC患者的血清CEA水平通常会明显升高。因此建议MTC患者在治疗前同时检测血清降钙素和CEA，并在治疗后定期监测血清水平变化，如果超过正常范围并持续增高，则需要对病情进行重点关注 建议：如有异常，可于甲状腺外科、肿瘤科行进一步诊断
乳腺癌标记物	常见的乳腺癌标志物有：CEA、CA15-3、Fer、β-HCG （1）癌胚抗原（CEA）：一般情况下正常人的CEA含量非常低，但CEA进入人体的血液和淋巴液中后，含量会增高 （2）糖类抗原（CA15-3）：是乳腺癌常用标志物。研究表明CA15-3在乳腺癌患者血清中的检出率较高，其相应的敏感性和特异性也较高，对于乳腺癌的确诊诊断具有重要的价值 （3）铁蛋白（Fer）：是最易被动员出来利用的一种可溶性的铁储备形式之一，正常情况下，血清Fer含量甚微，它主要反映体内铁储存量及机体营养状态，是判断体内缺铁及铁负荷过多的有效指标，近年来发现恶性细胞可以合成和分泌Fer，使血清中Fer浓度增高 （4）β-人绒毛膜促性腺激素（β-HCG）：其基因表达与恶性肿瘤相关，是许多肿瘤分泌的一种物质。β-HCG在妊娠、滋养细胞肿瘤（如绒毛膜癌、葡萄胎）中显著升高，乳腺癌中极少升高（<5%病例），且无特异性 建议：如有异常，可于乳腺外科、肿瘤科行进一步诊断
肺癌标记物	（1）CEA是一种广谱的肿瘤标志物，正常值范围为≤5ng/ml。除肺癌外，在胃癌、乳腺癌、结直肠癌、胰腺癌等多种肿瘤患者的血清中亦可出现升高。此外在某些结肠炎、胰腺炎、肝脏疾病、肺气肿、支气管哮喘的非肿瘤性疾病患者中亦可出现轻度升高 （2）NSE（神经特异性烯醇化酶）是检测小细胞癌的首选标志物，60%～81%的小细胞癌患者会出现NSE升高，也可作为神经母细胞癌的标志物。健康成人血清中NSE均值为5.2ng/ml

续表

项目指标	临床意义
肺癌标记物	（正常值＜20ng/ml）。可用于小细胞肺癌与非小细胞肺癌的鉴别诊断 （3）细胞角蛋白19片段（CYFRA211）是肺鳞癌重要的肿瘤标志物，灵敏度可达60%，特异性可达95%，正常值为≤3.3ng/ml （4）糖类蛋白125（CA125）的一般正常值＜35U/ml，若数值＞35U/ml并呈阳性，可提示肺癌 （5）糖类蛋白15-3（CA15-3）存在于多种腺癌内，如乳腺癌、肺腺癌、卵巢癌、胰腺癌。不是肺癌的特异性标志物，但联合检测CA15-3和其他肿瘤标志物（如CA125）可提高肺癌诊断的准确率 （6）鳞状细胞癌相关抗原（SCC）主要用于宫颈癌、肺癌等鳞状细胞癌的辅助诊断，正常值为≤1.5μg/L （7）proGRP（胃泌素释放肽前体）是近年来新发现的一种肺癌标志物。proGRP是能够区分小细胞肺癌（SCLC）与良性肺癌的敏感标志物，它对SCLC的灵敏度和特异性明显高于其他肺癌标志物 建议：如有异常，可行胸外科、肿瘤科寻求进一步诊断
肝癌标记物	（1）甲胎蛋白（AFP）。肝细胞肝癌是最常见的肝癌类型，占肝脏恶性肿瘤的90%以上。甲胎蛋白是肝细胞肝癌产生的，在60%~70%的患者中升高，是目前使用最为广泛的肿瘤标志物。正常情况下，甲胎蛋白血清浓度低于20ng/ml （2）甲胎蛋白异质体（如AFP-L3）。AFP-L3是甲胎蛋白的有效补充。AFP-L3也是由肝癌细胞产生的，是公认的肝癌的有效指标。正常情况下，血清中的AFP-L3与AFP比率低于10%，即使AFP的含量很低，AFP-L3大于10%也提示肝癌的发生。既往研究表明AFP-L3的诊断特异度高达94%，能有效减少假阴性及假阳性。在我国，AFP、AFP-L3与脱-γ-羧基凝血酶原也被列入《中国病毒性肝炎防治规划（2017—2020）》，这也是将来国内外常用的肝癌诊断标准

续表

项目指标	临床意义
肝癌标记物	（3）甲胎蛋白异质体比率。AFP-L3%是新一代肝癌筛查指标，属于肝癌特异性蛋白，与影像学方法相比，AFP-L3%检出时间可提前3~6个月，大大提高了早期检出率 （4）异常凝血酶原（PIVKA）。与AFP构成互补，帮助提高原发性肝癌的早期诊断率。正常情况下，PIVKA-Ⅱ浓度低于40 mAU/ml，对早期肝癌的诊断率达到74%。PIVKA-Ⅱ在肝癌的术前诊断和术后随访中都有很大的诊断价值，手术之后水平降低。当术后再升高时，提示肿瘤复发 （5）高尔基体蛋白73（GP73）。该蛋白为跨膜蛋白，正常情况下肝细胞表达较少甚至无表达，主要以胆管上皮细胞表达为主，当肝细胞出现损伤时，GP73短时间内会出现明显的高表达，其水平与肝细胞损伤有直接关系，能够反映患者肝脏受损的程度 建议：如有异常，可于肝胆外科、肿瘤科寻求进一步诊断
宫颈癌标记物	（1）鳞癌相关抗原（SCC）是宫颈鳞状细胞癌的重要标志物，血清鳞癌相关抗原水平超过1.5ng/ml被视为异常。因宫颈癌以鳞状细胞癌最为常见，所以SCC是宫颈癌诊治过程中最常被检测的血清学肿瘤标志物 （2）宫颈腺癌可以有癌胚抗原（CEA）、CA125或糖类蛋白19-9（CA19-9）的升高 建议：如有异常，可于肿瘤科寻求进一步诊断
前列腺癌标记物	PSA（前列腺癌特异性抗原）具有器官特异性，使早期、无症状和可治愈阶段的前列腺癌检出率得到明显提高。PSA包括总PSA（T-PSA）和游离PSA（F-PSA）。F-PSA与T-PSA可联合检测，当F-PSA/T-PSA＜0.16时，可提示前列腺癌 建议：如有异常，可于泌尿外科、肿瘤科寻求进一步诊断

三、典型案例

典型肿瘤系列检查单如下表所示。

表 典型肿瘤系列检查单

医院检验报告单 【血】

姓名	性别	年龄	样本号
住院号	病区	床号	
标签取号	样本类型 血	标本状态	临床诊断

项目	结果	提示	生物参考区间	单位
甲胎蛋白★ (AFP)	<0.61		<10.9	ng/ml
癌胚抗原★ (CEA)	1.33		<5.0	ng/ml
糖类抗原 19-9 (CA19-9)	21.65		<37.0	U/ml
糖类抗原 15-3 (CA15-3)	13.12		<28.0	U/ml
人附睾蛋白 4 (HE4)	319.500		<92.1（绝经前） <121（绝经后）	pmol/L
糖类抗原 125 (CA125)	19.05		<35.0	U/ml
鳞状细胞癌相关抗原 (SCC)	3.50	↑	<1.5	ng/ml
细胞角蛋白 19 片段 (CYFRA21-1)	3.60	↑	<3.3	ng/ml
神经元特异性烯醇化酶 (NSE)	9.70		<16.3	ng/ml
糖类抗原 72-4 (CA72-4)	0.91		<6.9	U/ml
人绒毛膜促性腺激素 (HCG-BETA)	0.17		<3（非孕期及绝经期）	mIU/ml
胃泌素释放肽前体 (PROGRP)	170.20	↑	<69.2	pg/ml
糖类抗原 24-2 (CA242)	8.97		<20.0	U/ml

送检医生　　　　检验者　　　　　　审核者
接收时间　　　　检验时间　　　　　报告时间
※本报告单仅对本标本负责※

案例分析

细胞角蛋白19片段、鳞状细胞癌相关抗原和胃泌素释放肽前体阳性可能说明以下几点：

细胞角蛋白19片段和鳞状细胞癌相关抗原都是肿瘤标志物，它们的阳性可能提示存在肿瘤，特别是鳞状细胞癌相关抗原与鳞状细胞癌（如肺癌、食管癌等）密切相关。细胞角蛋白19片段则主要用于非小细胞肺癌的诊断，尤其是肺鳞癌。胃泌素释放肽前体是近年新发现的一种肺癌肿瘤标记物，其阳性可能提示肺癌的风险，这些指标的阳性并不一定意味着已经患有肿瘤，因为它们在良性病变、炎症等情况下也可能升高。因此，需要进一步的临床检查和评估，如肺部CT、胃镜、鼻咽部CT等，以明确是否存在肿瘤。

下篇　影像报告单

第十五章　心电图检查

一、检查须知

心电图检查前的准备：①检查心电图时需将手腕、脚踝、胸部露出来，所以检查当天要穿着宽松的衣裤，避免穿紧身衣、连体裤袜等；②尽量避免空腹检查，避免因低血糖而导致心跳加速，影响疾病诊断；③检查前避免剧烈运动，可先静坐休息片刻，再去检查；④检查过程中保持放松状态，不要随意移动或转换体位，平静呼吸，保持安静；⑤心电图是检查心律情况的最基础检查。想要诊断心脏是不是出了问题，可能还需要结合病史、症状等，根据医生的建议，再做 24 小时动态心电图、胸部 X 线、心脏彩超等检查。需要注意的是，普通心电图也称静息心电图，由于记录时患者处于安静状态，虽然图像质量很高，但其有明显局限性——只能描记患者短时间内的心电活动，所获得的信息有限，难以发现心电的动态变化。对于那些间歇发作、缓解一段时间后又恢复正常的心血管疾病患者，行普通心电图检查容易漏诊。因而，就要借助动态心电图仪行进一步检查，通过长时间连续记录，分析人体心脏在活动和安静状态下的心电图变化状况，这样更容易发现隐藏的异常情况。

二、项目指标及临床意义

心电图是一种快速、简捷、无创的检查方法，广泛应用于心血管疾病的筛查及诊断。下面为大家介绍几种典型的心电图以及一些相关知识，避免拿到报告时迷茫难解。

第十五章 心电图检查

1.心电图检查有什么作用?

心电图作为临床最常见的诊断工具之一,应用范围不断扩大,现已成为"血、尿、便、影像学、心电图"五大常规检查之一,特别是对某些心血管疾病,如慢性缺血性心脏病、急性冠脉综合征、心肌炎、心包炎、肺栓塞以及心律失常等有确诊价值。此外,心电图在遗传性离子通道疾病、心脏结构异常、电解质紊乱等的诊断中也具有重要的辅助价值。同时,心电图也被用于监测抗心律失常药物应用的疗效以及致心律失常情况、评估术前风险、从事高危职业或特殊职业人群的筛查等。

2.哪些人需要做心电图检查?

心电图检查的适应人群:①存在家族心脏病病史:该类人群患心脏病的比例较高,男性的发生率是正常人的2.6倍,女性是正常人的2.3倍,应提高警觉,时常监测心脏状况。②存在高血脂病史:当血液中存在超过正常上限的多余脂肪和胆固醇时,这些多余的脂肪和胆固醇会在血管中不断堆积,造成血管变窄,心内膜下损伤概率会成倍地增加。③存在高血压病史:如果有高血压而长期不注意,可能引起脑出血以及猝死。高血压患者与正常人相比,罹患心脏病的比例高5~7倍。④存在糖尿病病史:糖尿病会导致早期动脉硬化的形成,冠状动脉发生血管病变,引发冠心病。有80%糖尿病患者的死因为心脑血管疾病。⑤过度肥胖者(特别是腹型肥胖):肥胖的人容易促发高血压、糖尿病、高脂血症、胰岛素阻抗症候群。⑥缺乏运动的人:该类人群一旦遇到紧急事情,心肺功能往往无法应对当时身体状况的需要而突发意外。⑦长期抽烟或过量饮酒的人:烟中的成分会对心脏血管造成伤害,使血管出现裂痕,脂肪或胆固醇便会堆积起来。吸烟的人比一般人患心脏血管疾病的机会高出2.5倍。而长期大量饮酒会引起心肌损害,导致各种心律失常,并可出现心功能不全的症状。

3. 心电图中的线条各代表什么意义?

如图15-1所示,任何一份标准心电图都会有12条跳动的曲线,每条线都有一个特定的名字——Ⅰ导联、Ⅱ导联、Ⅲ导联、AVR导联、AVL导联、AVF导联、V_1导联、V_2导联、V_3导联、V_4导联、V_5导联和V_6导联,其中Ⅰ、Ⅱ、Ⅲ、AVR、AVL、AVF导联统称为肢体导联,V_1、V_2、V_3、V_4、V_5、V_6导联统称为胸部导联。顾名思义,肢体导联就是连接在四肢的电极,胸部导联就是吸附在胸部的电极。

AVR导联的波动方向明显不同于其他导联,其他大致都是波峰朝上波动,而AVR却是向下。这是因为连接肢体时所选择的正负电极不一样,如AVR导联会选择右手作为正极,而其他导联选择左手或左脚作为正极。12条不同的导联就相当于从12个不同的方向观察心脏在同一时刻的跳动。如图15-2所示,对心电图各波段进行简要说明。

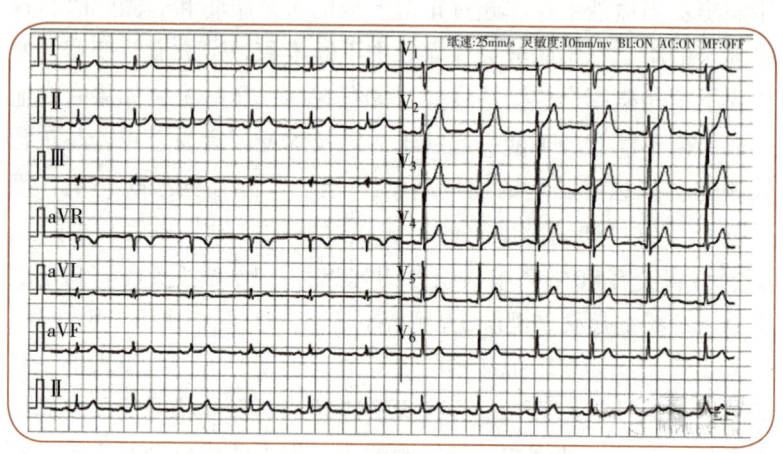

图15-1 一份标准的12导联心电图

P波:正常心脏的电激动从窦房结开始。P波代表了心房的激动,前半部代表右心房激动,后半部代表左心房激动。P波时限为0.08~0.11秒,振幅<0.25mV。当心房扩大,两房间传导出现异常时,P波可表现为高尖或双峰的P波。

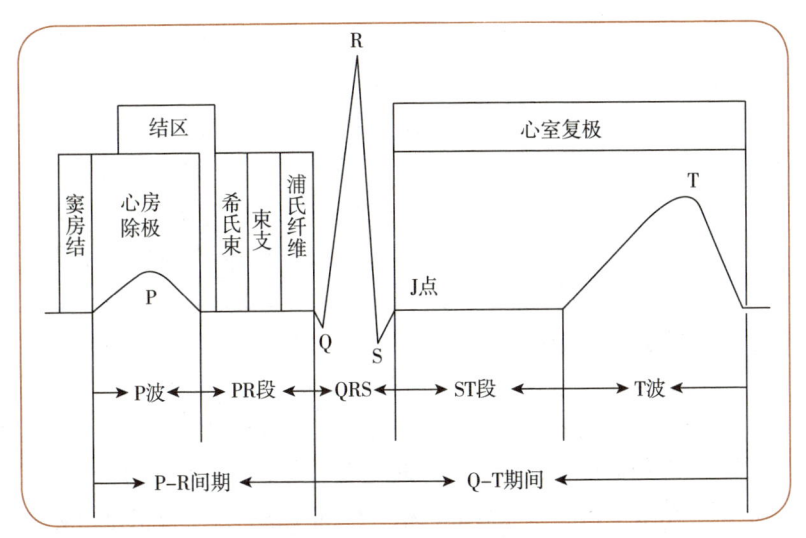

图15-2 心电图各波段

P-R间期：激动沿前中后结间束传导到房室结。由于房室结传导速度缓慢，形成了心电图上的P-R段。正常P-R间期为0.12~0.20秒。当心房到心室的传导出现阻滞，则表现为P-R间期的延长或P波之后心室波消失。

QRS波群：激动向下经希氏束、左右束支同步激动左右心室形成QRS波群。QRS波群代表了心室的除极，激动时限小于0.11秒。当出现心脏左右束支的传导阻滞、心室扩大或肥厚等情况时，QRS波群出现增宽、变形和时限延长。

J点：QRS波结束，ST段开始的交点。代表心室肌细胞全部除极完毕。对于合并临床症状，如胸痛、胸闷，并出现冷汗、恶心、呕吐、血压下降、心衰等症状的心电图J点抬高，往往提示急性冠脉综合征的极早期变化，需要给予积极的冠脉再灌注治疗。

ST段：心室肌全部除极完成，复极尚未开始的一段时间。正常情况下ST段应处于等电位线上。当某部位的心肌出现缺血或坏死表现时，心室在除极完毕后仍存在电位差，此时表现为心电图上ST段发生偏移。

T波：T波代表了心室的复极。在QRS波主波向上的导联中，

T波应与QRS主波方向相同。T波低平倒置可见于心肌缺血。T波的高耸可见于高血钾、急性心肌梗死的超急期等。

U波：某些导联上T波之后可见U波，目前认为与心室的复极有密切关系。U波通常较小且低平，波高大多在0.05mV以下，波宽0.20秒，方向一般与T波一致。在肢体导联和胸导联（除aVR导联外）上，U波通常是直立的。U波增大，提示低钾血症、甲状腺功能亢进症等；U波降低或无U波，提示心室肥厚、心衰等；U波倒置，一般提示心肌缺血。

Q-T间期：代表了心室从除极到复极的时间。正常Q-T间期为0.44秒。Q-T间期的延长往往与恶性心律失常的发生相关。

下面介绍心电图图纸，形象理解各波形含义。如图15-1所示，心电图的图纸上印满了无数的方格，仔细观察可发现方格是由更小的小方格组成。每小格上下左右距离都表示为1mm。其中心电图的横轴表示时间，纵轴表示电压，我们规定横向每小格表示0.04秒，纵向每小格表示0.1mV。观察可知，两个波峰之前的距离大约三个方格加一个小方格（R-R间期）。一个小方格是0.04秒，一个方格就是0.2秒，所以总共就是0.64秒。心脏跳动一下需要0.64秒，那么一分钟就是60/0.64，所以心跳速率就是88次/分。

心律不齐时，则连续测量五个以上的波峰之间的距离算平均值，即为其心律。窦性心动过缓时大于五大格；窦性心动过速时小于三大格。

4.正常心电图是什么样的？

心脏是通过电信号的逐级传递完成一次跳动周期的。这个电信号的传递链条是窦房结→左、右心房→房室结→房室束（又称希氏束）→左、右束支→左、右心室。正常的心跳周期必须是窦房结先兴奋（起搏），然后引起左、右心房兴奋（收缩），再引起房室结兴奋，通过束支将兴奋再传递给左、右心室，引起左、右心室兴奋（收缩），最后左、右心室复位。所以一份正常的心电图必须是窦性心律，也即心跳的电信号是从窦房结率先发出的。如图15-3所示。

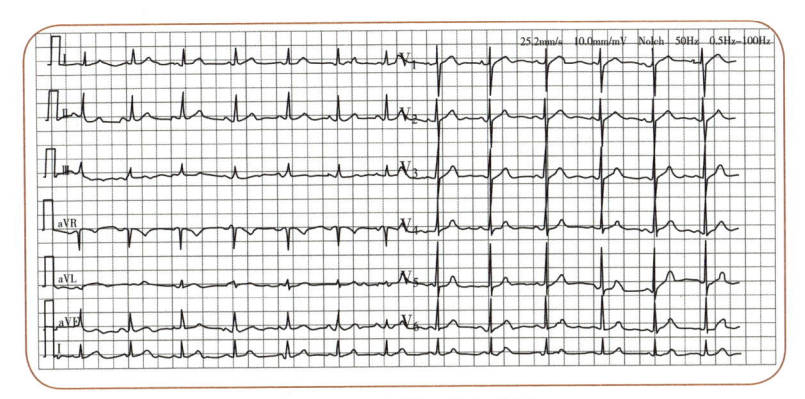

图 15-3 窦性心律心电图

5.哪些心电图是异常的?

(1)窦性心律不齐:大部分属于正常现象,没有其他症状时,无需治疗。如图 15-4 所示。

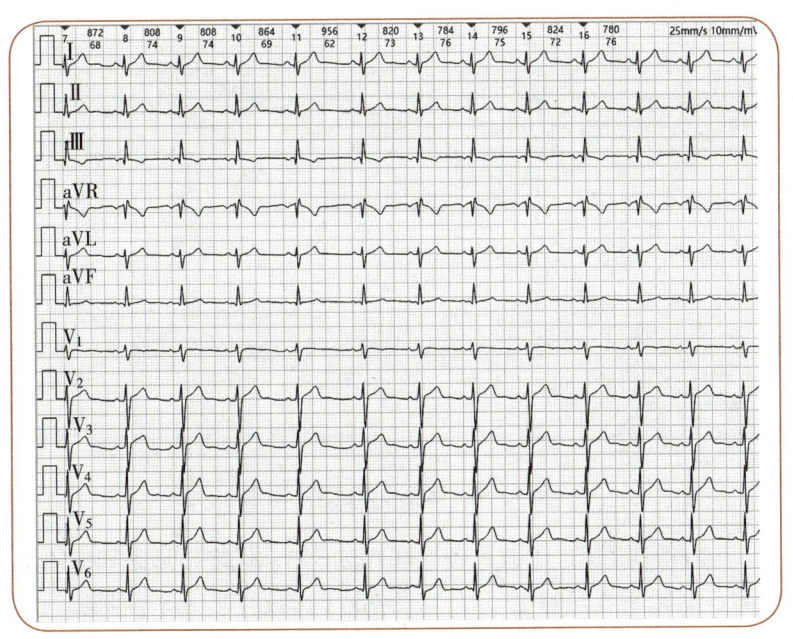

图 15-4 窦性心律不齐心电图

（2）窦性心动过速：若没有明显心慌等不适，且休息后恢复正常，可不必理会。若持续心动过速，甚至出现不适，就需要尽早就医。如图15-5所示。

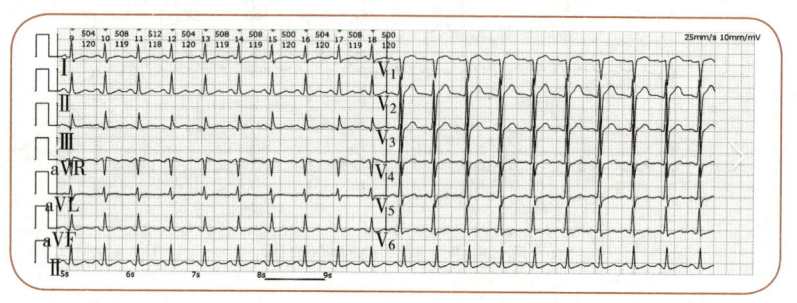

图15-5 窦性心动过速心电图

（3）窦性心动过缓：无临床症状者不用担心，属于正常情况。若心动过缓且伴有胸闷、乏力等症状，则需要做进一步检查。如图15-6所示。

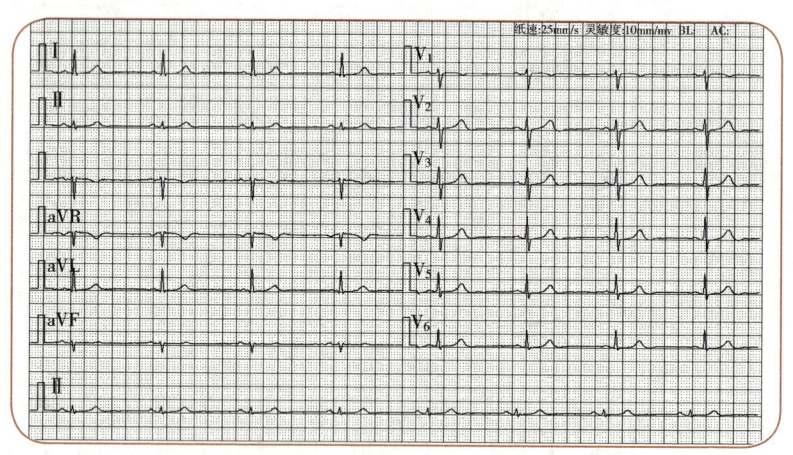

图15-6 窦性心动过缓心电图

（4）心房颤动。P波：各导联P波消失，代之以形态和振幅不一致、间距不规则的f波。大多数情况下，f波在V_1及V_{3R}明显，Ⅱ、Ⅲ、aVF次之。f波频率一般为350～600次/分。QRS波：R-R间期不等、QRS波幅变化较大但其形态大致相同。如图15-7所示。

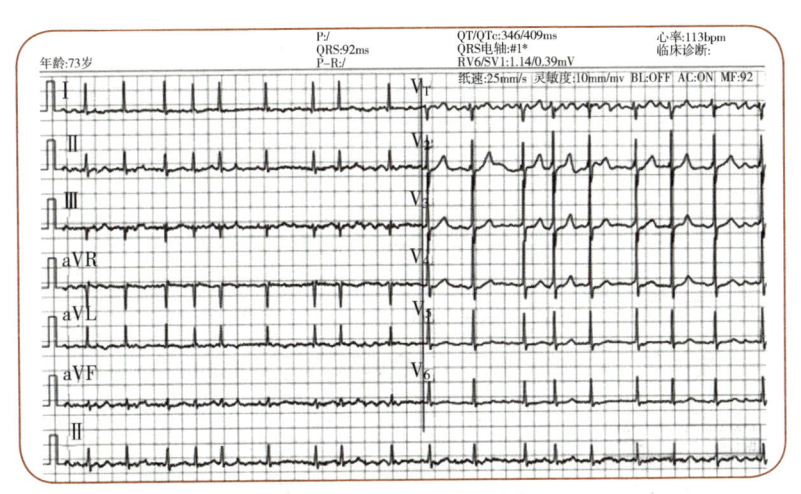

图 15-7 心房颤动心电图

（5）心房扑动：心房扑动（房扑）是一种起源于心房的异位性心动过速，可转化为房颤。房扑时心房内产生300次/分左右的规则冲动，引起快而协调的心房收缩，心室律多数规则，少数不规则，心室率常为140~160次/分，房扑分为阵发性和持久性两种类型，其发生率较房颤少。如图15-8所示。

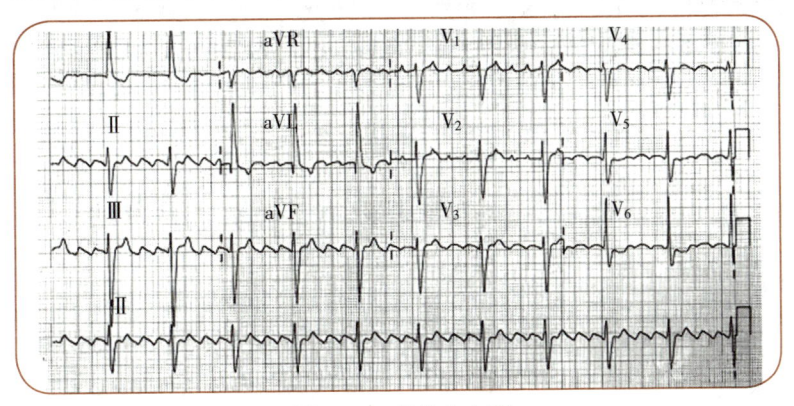

图 15-8 房扑心电图

（6）心室颤动：正常QRS波消失，只剩下大小不一的小波。此时，患者极度危险，应及时电除颤。如图15-9所示。

77

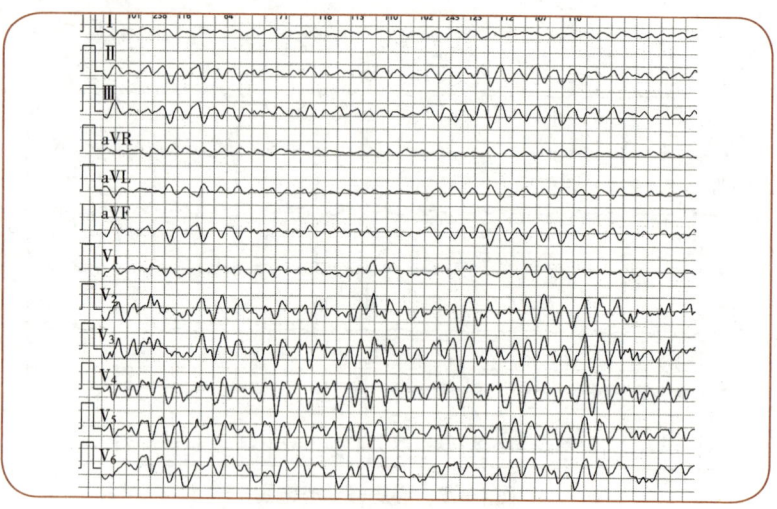

图15-9 心室颤动心电图

（7）房性期前收缩：房性期前收缩是指早于基础心律（多为窦性心律）而提前出现的房性异位搏动，是临床上常见的心律失常，也称为房性早搏（简称房早）。如图15-10所示。

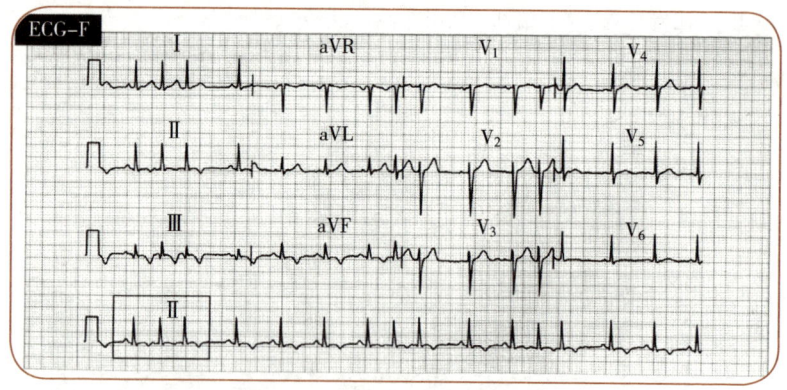

图15-10 房性期前收缩心电图

（8）室性期前收缩：提前出现的宽大畸形的QRS波。其前无相关P波，其后偶有逆行P波。代偿期间完全。ST段和T波常与QRS波群主波方向相反。如图15-11所示。

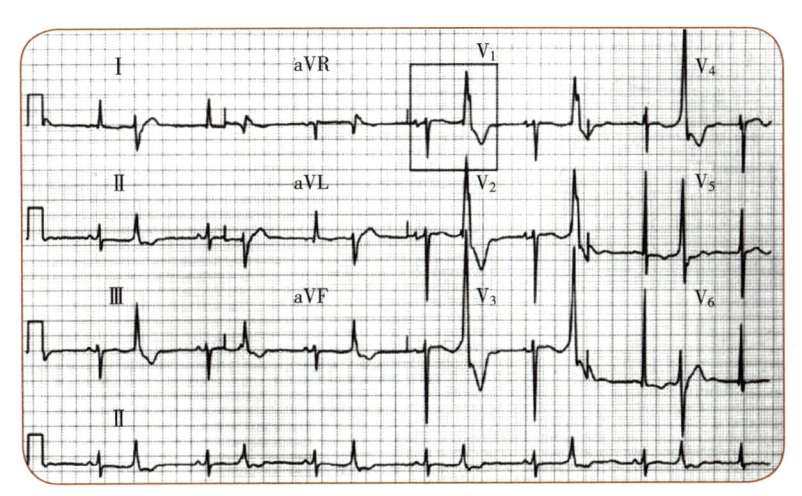

图 15-11 室性期前收缩心电图

（9）室性逸搏：窦房结不能在一个或几个周期里正常起搏，心室异位起搏。心室异位起搏的波形总是很夸张，主要原因是心室比较厚大，一旦左、右心室起搏不同步就会发生高大的波。如图 15-12 所示。

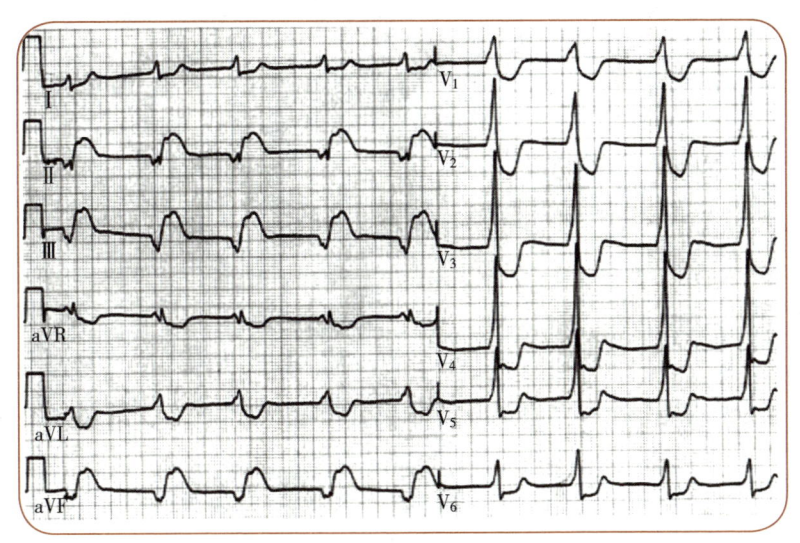

图 15-12 室性逸搏心电图

（10）束支传导阻滞。束支分为左、右束支两部分，正常情况下左、右束支同时将电信号传递给心室而引起心室搏动，但是如果某条束支发生阻滞就会导致一个心室的搏动晚于另一个，从而在心电图上产生一个融合的QRS波。若QRS波的宽度≥120毫秒，为完全性束阻滞；<120毫秒则是不完全性束阻滞。如图15-13所示为左束支传导阻滞。如图15-14所示为右束支传导阻滞。

（11）T波改变。T波改变主要有三种情况：T波低平、T波高尖、T波倒置。T波低平：一些心肌缺血、心肌劳损、低钾患者的心电图中会出现T波低平，大部分情况下无需担心；T波高尖：身材消瘦的人会出现T波高尖，急性心梗早期、超急期或高钾血症患者也可能出现T波高尖；T波倒置：在心肌缺血、心尖肥厚型心肌病、Wellens综合征、肺栓塞等情况下，可能会出现生理性T波倒置。如图15-15所示。

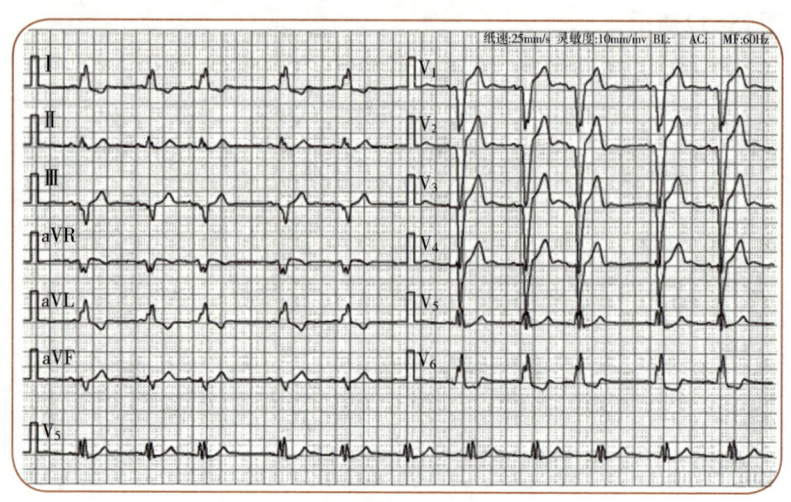

图15-13　左束支传导阻滞心电图

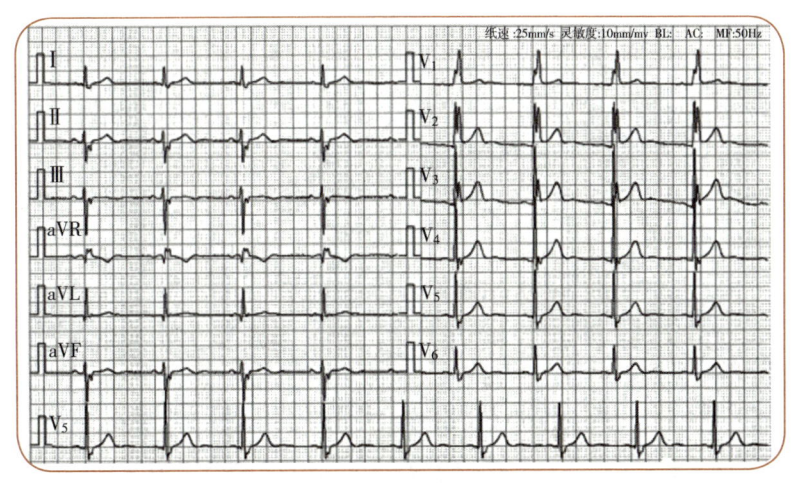

图15-14　右束支传导阻滞心电图

（12）ST-T改变：低血钾、冠心病、心肌病、心肌炎、神经系统疾病等都可能引起ST-T改变。此外，ST-T改变可能是功能性的，如情绪紧张、交感神经张力增高时会出现。如图15-16所示。

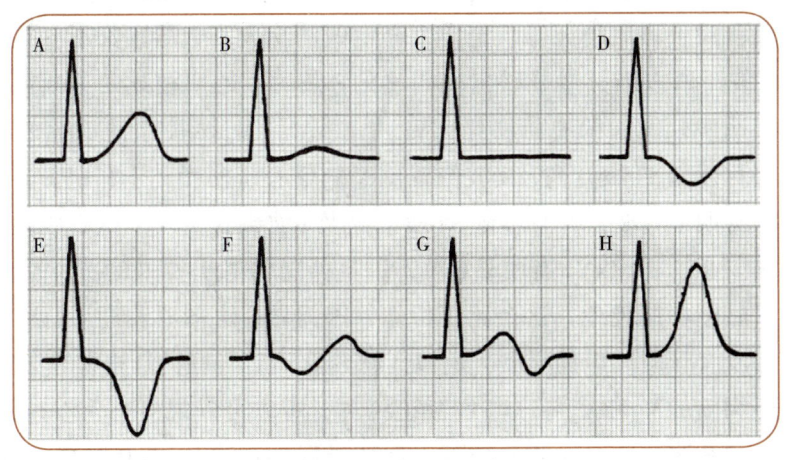

图15-15　T波改变心电图
A：正常T波；B：T波低平；C：T波平坦；D、E：T波倒置；
F、G：T波双向；H：T波高尖

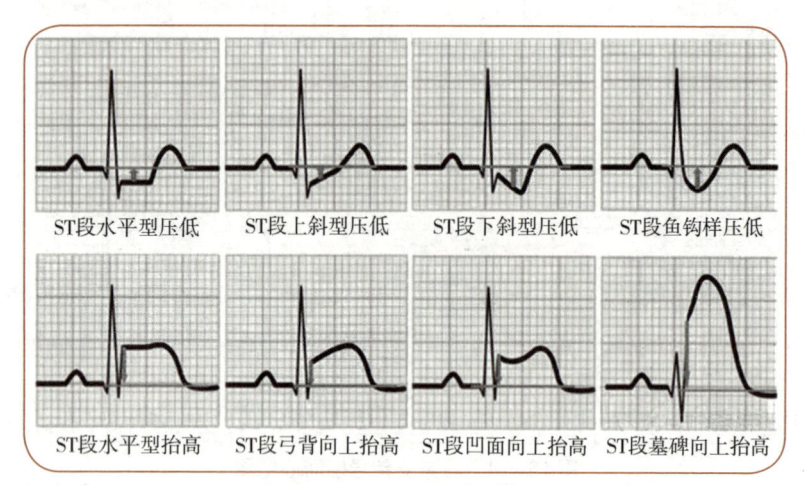

ST段水平型压低	ST段上斜型压低	ST段下斜型压低	ST段鱼钩样压低
ST段水平型抬高	ST段弓背向上抬高	ST段凹面向上抬高	ST段墓碑向上抬高

图15-16　ST-T改变心电图

（13）心肌梗死：心肌梗死是由于冠状动脉阻塞造成的，而冠状动脉是心脏的唯一血液来源，不同部位的冠状动脉或其分支发生阻塞时会造成不同的部位的心梗，包括前壁、侧壁、下壁、后壁心肌梗死等。正常人心电图的绝大多数导联都不存在Q波，所以当某些导联出现明显的Q波时，心肌梗死的诊断就很明确。①前壁心肌梗死：V_1、V_2、V_3、V_4导联有明显Q波，并且伴随ST段升高及T波倒置。②侧壁心肌梗死：Ⅰ和aVL导联有明显Q波，并且伴随ST段升高及T波倒置。③下壁心肌梗死：Ⅱ、Ⅲ和aVF有明显Q波，并且伴随ST段升高及T波倒置。④后壁心肌梗死：这个比较特殊，因为做心电图时我们后背上并没有吸附相应的导联，所以无法观察后背导联的Q波和T波，但胸前的V_1和V_2导联与后背正相对，所以可以观察V_1和V_2导联的R波（某种程度上相当于后背导联的Q波），若R波高耸，则诊断为后壁心肌梗死。如图15-17所示。

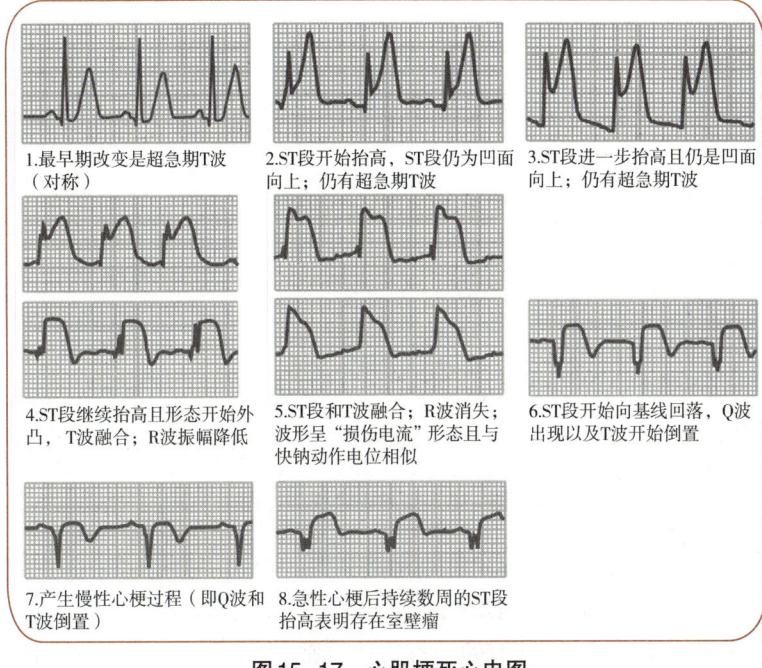

1. 最早期改变是超急期T波（对称）
2. ST段开始抬高，ST段仍为凹面向上；仍有超急期T波
3. ST段进一步抬高且仍是凹面向上；仍有超急期T波
4. ST段继续抬高且形态开始外凸，T波融合；R波振幅降低
5. ST段和T波融合；R波消失；波形呈"损伤电流"形态且与快钠动作电位相似
6. ST段开始向基线回落，Q波出现以及T波开始倒置
7. 产生慢性心梗过程（即Q波和T波倒置）
8. 急性心梗后持续数周的ST段抬高表明存在室壁瘤

图15-17 心肌梗死心电图

（14）预激综合征。典型预激综合征又称为W-P-W综合征，临床上较为少见。通常指心房激动由异常传导束——旁路提前激动心室，使心电图上有预激表现，并且伴有阵发性心动过速的一组疾病。典型预激综合征的发生率为0.1%~0.3%，且90%的患者多发生在50岁以下，男性多于女性。患者大多数无器质性心脏病，绝大多数不会遗传。W-P-W综合征的特点：窦性P波，P-R间期<120毫秒；QRS波群时限≥120毫秒；QRS波起始部有预激波（Delta波）；P-J间期正常；继发性ST-T改变（可伴有ST段下移、T波倒置等表现）。如图15-18所示。

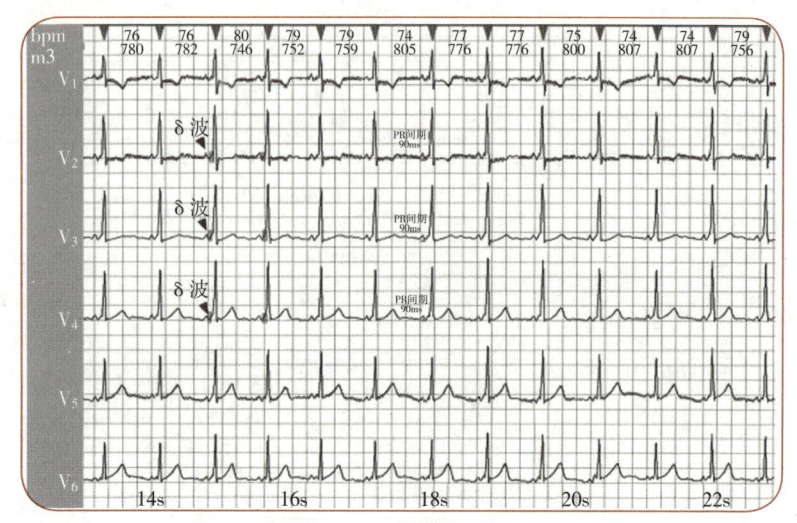

图 15-18 预激综合征心电图

（15）病态窦房结综合征，简称病窦，是指以心脏无法执行起搏功能为特征的一系列疾病。病态窦房结综合征多见于老年人，以缓慢心律失常（可伴有快速性心律失常）为特征。至少50%的病窦综合征患者会出现交替性心动过缓和心动过速，也称为慢快综合征。病窦可由内在因素引起，也可继发于其他疾病。病窦引起脑供血不足时，患者出现眩晕或晕厥。如图15-19所示。

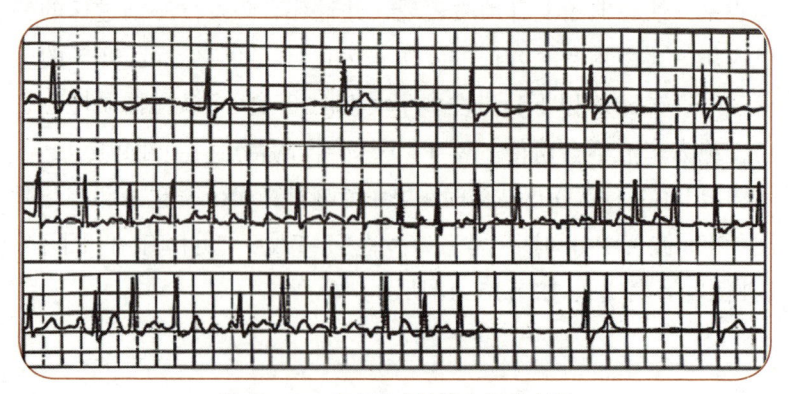

图 15-19 病态窦房结综合征心电图

6.做完了心电图，医生为什么让部分患者再做24小时动态心电图（Holter）？

动态心电图是动态的、记录心电图的一种检查。我们都知道心脏是人体的"总泵"，每时每刻都在不停歇的跳动，为各大器官供应血液。普通的心电图检查只能记录下某一时刻的心律情况，而动态心电图可以动态的记录和观察心脏在某一段时间内的变化情况。较为熟知的，且在临床应用最为普遍的是记录24小时心律情况的动态心电图，随着技术的发展和对辅助检查要求的不断提高，现在还出现了长程动态心电图，可以记录3天、7天，甚至14天的心律情况。

动态心电图检查可以提供检测时间内的总心搏数、平均心率、最慢心率、最快心率，以及协助判断是否存在快速性心律失常、缓慢性心律失常和发生异常心律的时间等等，可帮助我们更加全面、细致地了解自身的心律情况。此外，动态心电图还能捕捉到部分心肌缺血的证据，有助于冠心病的诊断。同时，检测过程中我们要关注身体不适发作的时间，提醒医生关注这段时间的情况，这样将更有助于医生对疾病的判断。

7.24小时动态心电图的操作流程是什么样的？

一般动态心电图检查采取预约制度，按指定时间到心电图室进行仪器的拆装。在检查时，会同患者核对姓名、性别、住院号/病历号等基本信息，检查电源是否充足，导联线是否完整，然后将电极片牢固粘贴在选定的导联位置上，开启动态记录仪，最后将记录仪放入小挎包挂在腰间或斜背肩上。

8.24小时动态心电图都能记录到哪些具体内容呢？

①总心搏数：成年人24小时全部心搏数多为80000～140000次。24小时总心搏数＜80000次，考虑心动过缓；＞140000次，考虑心动过速；②平均心律：成人24小时平均心率为60～87次/分；

当<（40~60）次/分时，需排除病窦。③最慢心率：睡眠中最慢心率可至40次/分，偶有<40次/分的，多为迷走神经张力增高所致。若最慢心率<40次/分，持续时间大于1分钟时，需排除病窦。④最快心率：活动时可达180次/分，随年龄增加而降低。老年人运动时心率一般不超过160次/分。最快心率<（90~100）次/分，持续时间大于1分钟时，需排除病窦。

第十六章 胸部 X 线检查

一、检查须知

胸部 X 线检查前的准备：①行胸部 X 线检查前，避免穿带有金属纽扣、钢圈的衣服，避免佩戴金属物品，以免影响检查结果的准确性。还需要对胸部进行清洁，保持局部的清洁干燥；②在进行胸部 X 线检查时，需要采取正确的姿势，一般需保持上身端正，头部尽量向后仰，眼睛平视前方；③需要保持放松的心态，避免情绪过于激动，以免导致检查结果受到影响；如果患者存在胸部不适症状，应避免进行该项检查。

二、项目指标及临床意义

胸部 X 线在临床上被称作胸片。经常用于检查胸廓（包括锁骨、肋骨、胸椎、肩胛骨等）、胸腔、肺组织、纵隔、心脏等部位的疾病，如肺炎、肿瘤、骨折、气胸、肺心病、心脏病等。胸片检查是人们健康体检和患者住院检查的常规项目之一，图 16-1 就形象地展现了正常胸片的正位像。

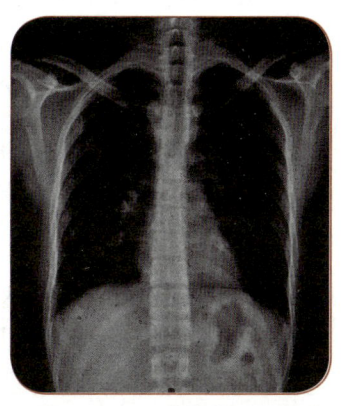

图 16-1 正常胸片正位像

1. 胸部 X 线检查的流程具体是什么？

①医生开具申请单：可以通过微信挂号或者门诊挂号，找对应医生开具申请单，住院患者及体检中心由相应科室医生开具；②持检查单登记，凭号候诊要保持秩序，耐心等待，不要随意走

动并进入检查室；③按医生指令进入检查室检查；④取结果，检查完毕以后约等待2小时后到X线检查室门口处的自助取片机上拿条码扫码以获取结果和胶片。

2.胸部X线检查有辐射吗？

根据美国放射学会的数据，一张胸片的有效辐射剂量可以降至0.02mSv，而普通人坐飞机20小时的辐射剂量大概为0.1mSv。这表明，胸片的辐射剂量远低于一次长途飞行所接受的辐射，对人体健康没有影响。

3.DR胸片检查需注意些什么？

很多患者认为自己身上没有金属物品，所以拍片时并不在意或者不愿意配合换专用病服。随着现代医学影像技术的发展，多数医院都采用DR数字影像技术拍片，分辨率极高，衣物上的很多非金属的异物（如头绳、橡皮筋制的腰带，甚至某些衣料裤子的卷边等）都有可能形成伪影，影响医生的诊断。除去体外的异物、配饰等，是为了尽可能减少伪影，每一张高质量的图像都是为了给出更精准的诊断。

4.住院前已经和医生说自己没有感冒、肺炎、结核，为什么医生还开胸片检查？这是不是医生乱开检查呢？

按正规的住院疗程，入院后必须要做一些常规的检查，需要排查一些暂无临床表现，但实际存在的疾病。胸片就是常规检查之一，基本满足常见肺部疾病的排查。常规胸片是医生第一时间掌握患者肺部情况、明确治疗方向的重要依据。胸片检查还可排查有无肺部炎症、肺结核、肿瘤、胸腔积液等等。如部分患者住院时合并有肺炎，但尚无发热、咳嗽、呼吸困难、寒战等，这时就需要胸片检查协助诊断。对于那些需要手术的患者，胸片更是必不可少的，若未明确肺部炎症就贸然手术，加之麻醉和手术会使身体免疫力降低，就会使得本来很小的炎症迅速扩散，引起全身性感染，导致原有疾患不能很好地控制，延长住院时间。所以，入院常规行胸片检查是必不可少的。

5.若检查结果显示"肺纹理增多"，代表什么意义？

胸部X线检查所提示的肺纹理就如同树枝一般，由肺动脉、淋巴管、支气管和肺静脉组成。临床上"肺纹理增多"并不是一种独立的疾病，如果只出现肺纹理增多，是无法确诊疾病的；当出现肺纹理增多，且伴有其他相关疾病的症状时才可确诊相关疾病。若检查结果只提示肺纹理增多，但患者本身无任何临床症状（咳嗽、咳痰、喘息等），那么大多数都是生理性的。

正常情况下，双下肺野的肺纹理比双上肺野多而粗，右下肺野的肺纹理比左下肺野多而粗，正常的肺野外带看不到肺纹理。一般情况下，生理性肺纹理增多和增粗常见于老烟民、处于月经期、妊娠期及哺乳期的女性、剧烈运动后、青壮年血气旺盛者、过度肥胖者；病理性肺纹理增多和增粗常见于支气管炎、支气管扩张症、肺结核等。如图16-2为肺纹理增粗。

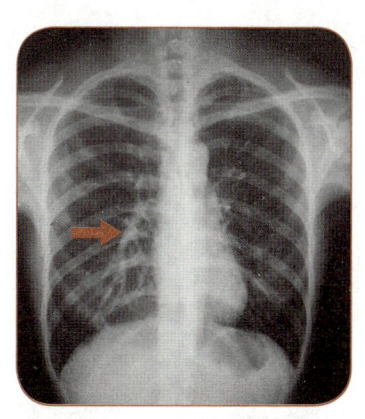

图16-2　肺纹理增粗

6.若报告单上写有"肺实变"，提示什么信息？

肺实变最常见的原因是肺炎，临床症状常包括发热、咳嗽，一般是指肺部感染导致肺泡有过多的分泌物渗出，使肺泡腔内分泌物填塞，致肺泡腔内含气减少或消失，肺组织质地变硬。当出现大面积"肺实变"（图16-3）时，能吸入的空气就会越来越少，从而影响呼吸功能，造成低氧血症，严重的话甚至会出现呼吸困难、缺氧、窒息的感觉，乃至危及生命。

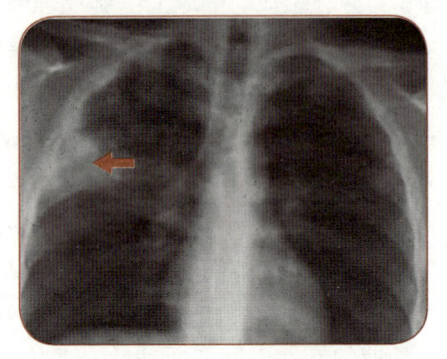

图16-3　肺实变

7.若检查结果显示"钙化灶"，代表什么意义？

由于结核或炎症而生成结石样高密度的沉淀，胸部X线检查结果可显示钙化灶（图16-4）。通常没有明显的特殊症状，一般是无痛性的，也不会诱发炎症。

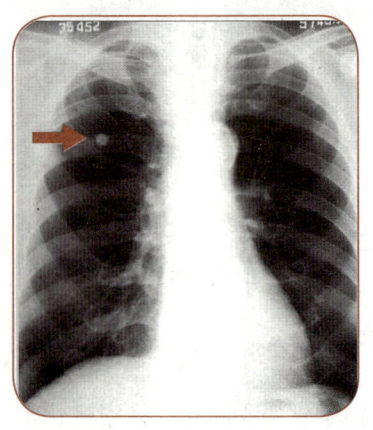

图16-4　肺"钙化灶"

8.若报告单写有"胸膜增厚、粘连",提示什么信息?

炎症性纤维素渗出、外伤出血机化、肉芽组织增生均会造成胸膜增厚和粘连,也有可能造成胸膜腔积液及胸膜炎等相关症状。如果是轻度局限性胸膜增厚、粘连,一般发生在肋膈角区(图16-5);如果出现广泛胸膜增厚、粘连,则一般患侧胸廓塌陷,肋间隙明显变狭窄,肺野密度增高,沿着肺野外侧及后缘就可观察到带状密度增高阴影,这常见于液胸、化脓性胸膜炎、结核性胸膜炎、弥漫性间皮瘤、外伤等。

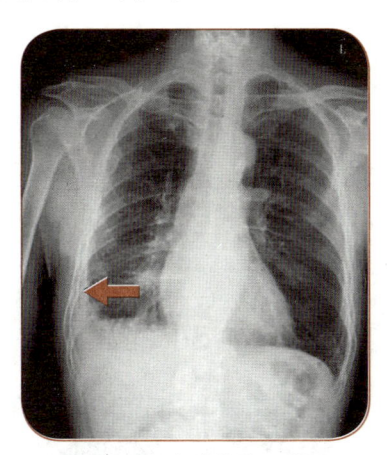

图16-5 胸膜粘连、增厚

9.若报告单写有"肺结节",提示什么信息?

肺结节是指在胸部X线检查中发现直径≤3cm、类圆形的、局灶性的、密度增高的病灶。2个或者2个以上的结节称为多发性结节;直径≤1cm时称为小结节;直径<5mm时称为微小结节。肺结节包括纯磨玻璃结节、混合磨玻璃结节以及实性结节,其中混合磨玻璃结节最可能为恶性结节。

结节是怎么产生的?结节的产生大多与年龄、职业、环境、个人病史和家族史等相关。如①年龄≥40岁更容易长结节;②既往有长期吸烟史,吸烟指数为400支/年,或已戒烟但戒烟时间不超过15年；③长期生活在雾霾、粉尘环境中或者从事高危职业，如石棉、铍、铀等；④合并慢性阻塞性肺疾病、弥漫性肺纤维化或既往有肺结核病史；⑤有恶性肿瘤疾病史或家族史等。

肺结节=肺癌吗？肺结节≠肺癌！国内外多个研究表明，人群中15%～20%有肺结节，绝大部分是良性的病变，包括肺部陈旧性改变、炎症、纤维结节灶、肉芽肿、肺动脉畸形、血管瘤等。极少数是肺癌，而且即使是癌，也是早期的癌症，可以通过合适的治疗，进行及时的救治。

10.若报告单里写有"肿块"，提示什么信息？

大于3cm的病灶称为肿块（图16-6），很有可能是肺癌，当然也可以见于结核球、真菌感染、球形肺炎、球形肺不张、包裹性胸腔积液等。需要及时去医院找专业医生进一步完善CT检查，给予鉴别诊断及治疗！

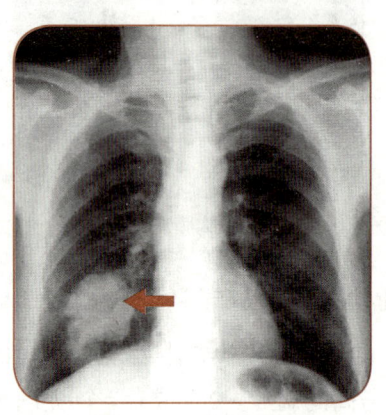

图16-6 肺部肿块

第十七章　胸部 CT 检查

一、检查须知

胸部CT检查前的准备：①避免戴有项链等金属物品，女性尽量不穿有钢圈的胸罩；②听从医生的指令，吸气然后屏住呼吸，等到医生下指令出气后，再开始正常呼吸，避免呼吸运动造成扫描后的图像出现伪影；③如果是增强CT，则需要从静脉注射造影剂后再进行扫描，此时最好空腹4小时，检查结束后要多喝温水，以促进造影剂的排泄。

二、项目指标及临床意义

胸部CT报告单一般由上下两部分文字组成。上半部分的文字段落为影像描述，下半部分为诊断结果，一般重点关注下半部分的诊断结果即可。如图17-1所示为胸部CT报告单。

1.胸部CT平扫和增强CT检查有什么区别？

当常规CT平扫发现了病变，为了进一步明确病变性质、增加病变的组织对比、了解病灶的血供情况时，则需要行胸部增强CT扫描，增强CT检查需给患者静脉内注射含碘的对比剂，对比剂随着血液循环并到达病灶或正常组织，有利于医生更准确地诊断和评估病变。初次就诊的患者需做常规CT平扫检查（图17-1），只有在常规CT不能明确诊断或需要进一步评估病变时，才需要行CT增强检查。

下篇　影像报告单

CT影像诊断报告单

检查号：CT2991034170

姓　名：	性　别：	年　龄：
就诊号：0097035081	送诊科室：	送诊医生：
床　号：	送检日期：2024年1月21日	

检查部位：胸部CT平扫（新）

影像所见：
CT平扫示：两侧胸廓对称，气管纵隔居中。两肺纹理稍重，气管、支气管通畅，两肺门不大。心影形态不大。纵隔内未见明显肿大淋巴结。又侧胸膜未见明显肥厚，胸腔内未见液体密度影。

影像诊断：
胸部CT扫描未见明显异常

报告医生：　　　　　　　审核医生：

本报告仅供本院临床医师参考，签字有效！　　报告日期：2024年1月21日 10:23:18

图17-1　胸部CT报告单

2.报告提示"纤维条索影"，代表什么意义？

纤维条索影一般提示肺内炎性改变，对于没有咳嗽、咳痰、发热等症状的人群来说，一般是因既往肺部炎症、感染、结核等好转后遗留下来的陈旧性瘢痕，不需要处理。但是对于存在咳嗽、咳痰、发热等症状的患者或者肺内出现弥漫性条索影时，需要咨询呼吸科医生，并根据临床症状，除外新发炎性病变或间质性肺疾病等。对于吸烟者，若出现纤维条索影，则建议戒烟。如图

17-2所示为纤维条索影。

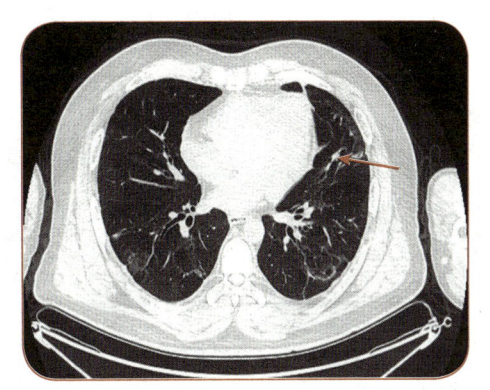

图17-2　纤维条索影

3.报告提示"钙化灶",代表什么意义?

钙化灶通常是良性病灶,多数是由炎症、结核等其他原因引起的瘢痕,在胸部CT上表现为亮白色。一般情况下不需要进行治疗。如图17-3所示为钙化灶。

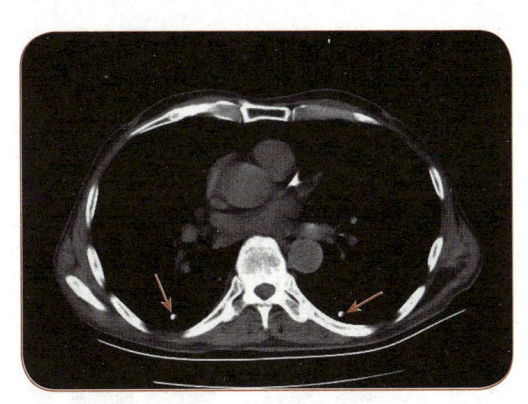

图17-3　钙化灶

4.报告提示"肺纹理增重",代表什么意义?

肺纹理增重可以见于正常人群,也可以见于支气管炎患者。如果没有伴随咳嗽、咳痰等症状,一般无需处理。如果伴随咳嗽、咳痰等症状，建议到呼吸科就诊，并予以药物对症治疗。对于吸烟的患者，若出现肺纹理增重，则建议戒烟。如图17-4所示为肺纹理增重。

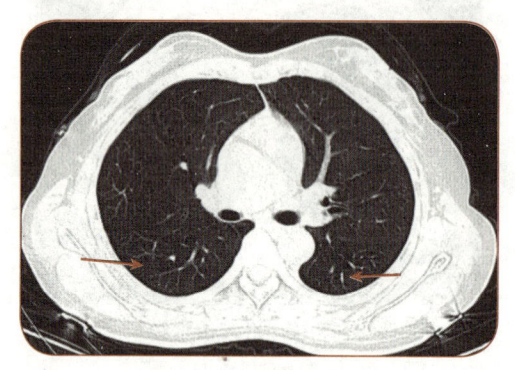

图17-4　肺纹理增重

5.报告提示"肺大疱"，代表什么意义？

肺大疱指肺内直径≥1cm的含气囊腔，分为先天性和后天性两种。先天性肺大疱多见于小儿，提示支气管发育异常。后天性肺大疱常见于慢性阻塞性肺疾病。对于体积较小、孤立性、尚未引起胸闷、气短等临床症状的肺大疱，一般无需处理。对于体积较大、数目较多、超过一侧胸腔容积二分之一的肺大疱，建议及时到呼吸科就诊。如图17-5所示为肺大疱。

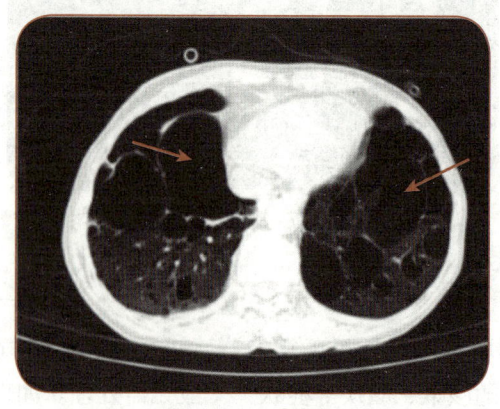

图17-5　肺大疱

6.报告提示"胸膜增厚",代表什么意义?

胸膜增厚提示胸膜病变,可以是胸膜的急性炎症反应,也可能为既往结核、炎症等疾病遗留下来的陈旧性瘢痕,还有可能是由间皮瘤、转移瘤等疾病引起的。如果同时合并咳嗽、胸闷、呼吸困难等临床症状,建议及时到呼吸科就诊咨询。如果没有明显不适症状,可暂观察。如图17-6所示为胸膜增厚。

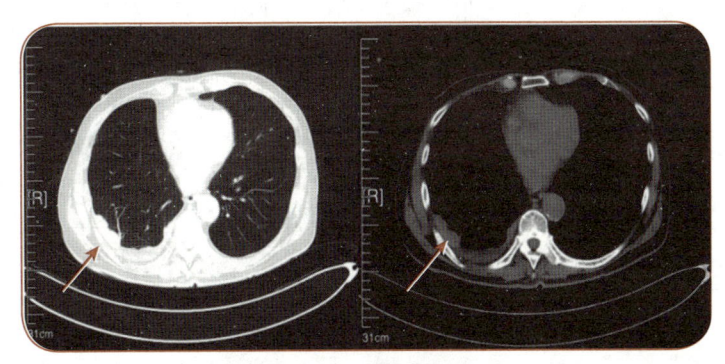

图17-6 胸膜增厚

7.报告提示"肺结节",代表什么意义?

通俗来说,肺结节就是肺上长了"小疙瘩"。可以表现为单独一个,也可以是多个;医学上是指在肺实质内而不属于正常肺组织的结节状阴影,直径≤3cm。

对于1~3cm的结节,如果没有钙化,建议到胸外科就诊。对于小于1cm的结节,大部分是良性的,就像是肺内炎症、肺结核以及外伤等痊愈后留下的瘢痕。面对肺内小结节,我们要做到重视但无需紧张,需明确的是肺小结节不等于早期肺癌,不必过度焦虑。其次,若有肺结节,可以从报告描述中获取相关重要信息,如结节的大小、形态、密度,长得越大且越不规则的结节才需要特别注意,其余大部分肺内结节选择定期随诊即可。

肺结节分为实性结节和部分实性结节、纯磨玻璃结节。对于直径≤8mm的肺结节,建议定期复查胸部CT。对于8~30mm的肺结节，建议到专业临床医生处就诊并进行临床风险评估，根据风险评估结果选择CT随访、活检、射频消融、手术切除等方案。如图17-7所示为肺结节。

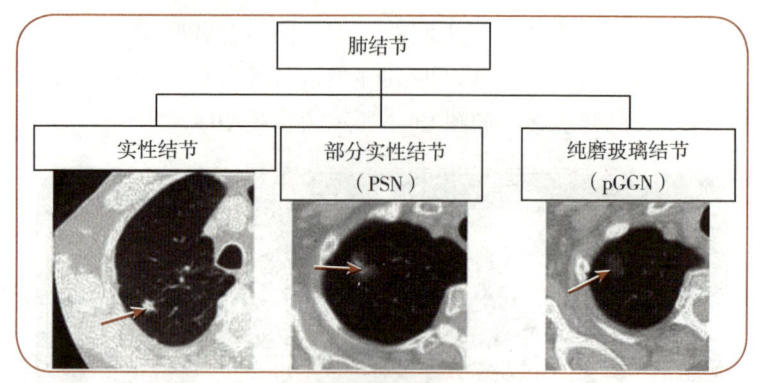

图17-7 肺结节

8.报告提示"肺气肿"，代表什么意义？

肺气肿提示慢性阻塞性肺疾病，对于无症状的非急性发作期的肺气肿患者，可暂观察。如果患者出现咳嗽、咳痰、喘息等症状，建议及时到呼吸科就诊。如图17-8所示为肺气肿。

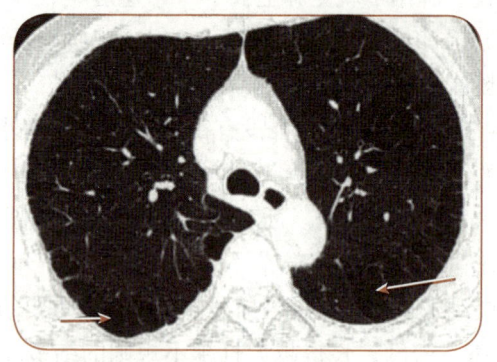

图17-8 肺气肿

9.报告提示"肺部占位"，代表什么意义？

肺部占位是指肺内出现大于3cm的团块影。肺占位有良性和恶性之分。其中，良性肺部占位包括肺错构瘤、肺囊肿、硬化性肺细胞瘤、炎性假瘤、肉芽肿等，恶性肺部占位包括肺癌、肺转移瘤、淋巴瘤等。当报告单中描述"轮廓不规则""分叶""毛刺"等字眼时，一般提示恶性的可能性较大。对于发现有肺部占位的患者，应建议其及时到呼吸科就诊。如图17-9所示为肺部占位。

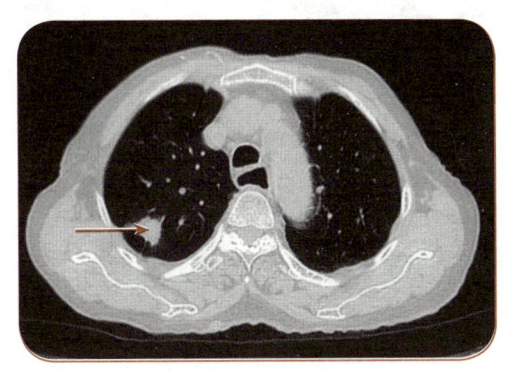

图17-9　肺部占位

10. 报告提示"肺感染"，代表什么意义？

肺感染提示肺部存在细菌、病毒、支原体等病原体感染，需要及时到呼吸科进行药物治疗。当报告单提示肺部感染时，不要慌乱，及时就医以明确感染性质，从而对症治疗。如图17-10所示为肺感染。

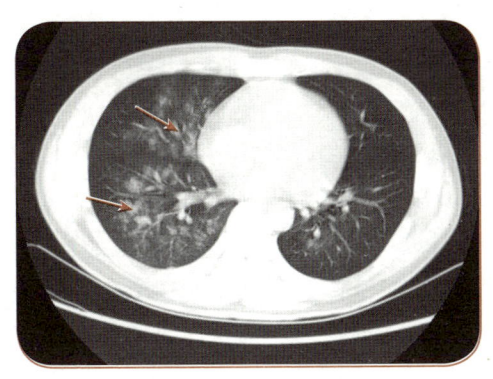

图17-10　肺感染

11. 报告提示"支气管扩张",代表什么意义?

支气管扩张一般会伴有咳嗽、咳痰、咯血等症状,如出现上述症状,建议到呼吸科就诊。如图17-11所示为支气管扩张。

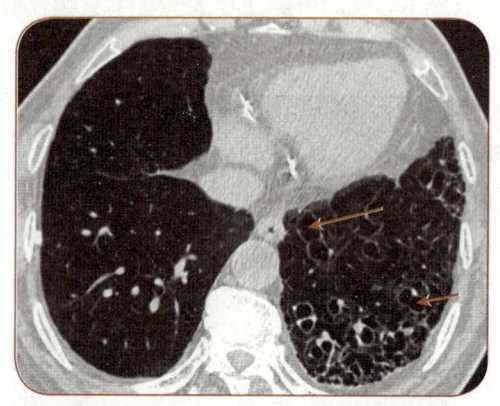

图17-11 支气管扩张

第十八章　心脏 B 超检查

一、检查须知

心脏 B 超检查前的准备：①检查前无需空腹，可正常饮食、服药；②检查时保持情绪稳定；③左侧胸前检查区域的皮肤有创伤或破损时，不宜检查；④尽量穿宽松衣服，避免穿连体衣服或裙子；⑤超声检查无辐射，孕妇也可放心检查。

二、项目指标及临床意义

心脏 B 超即超声心动图，可在体表直接测查心脏腔室大小、心肌厚度、瓣膜形态、血液流动、心包积液等，进而研判心脏功能的检查技术，指导临床早干预、早治疗，已成为辅助临床提高检查效率不可缺少的手段，常常被誉为心血管科医生的"第三只眼"。

1. 哪些情况需要做心脏 B 超检查？

以下情况建议做心脏 B 超检查：出现了活动后胸闷气促、心悸，或者出现胸痛、晕厥、不明原因发热等症状；临床医生听诊时发现了心脏杂音；怀疑有先天性心脏病；患有高血压、冠心病、糖尿病、肾病等，以及一些其他获得性的心脏病（比如风湿性心脏病、瓣膜关闭不全等）；心电图、X 线显示异常，如心律失常、心影大等；需要评估心功能时（如术前检查、严重外伤后等）；建议 40 岁以上人群进行体检。

2. 正常心脏超声的指标是多少？

（1）心脏结构。即看左心房、左心室、右心房、右心室的大小，主动脉、肺动脉的内径是否在正常范围内。心腔增大常见的病因有高血压、冠心病、心肌病等。查看各腔室壁厚度（心肌厚度）是否在正常范围内。查看心肌是否变厚（室间隔厚度≥12mm时提示变厚）。查看瓣膜有无反流、狭窄、增厚。下表所示为心脏结构的正常值。

部位	径线（mm）
左房LA	<37
左室LV	男<55；女<50
升主动脉AO	<37
主肺动脉PA	<30
右房RA	<40×35
右室	<25
左室流出道	18~38
右室流出道	18~35
室间隔IVS	<12
左室后壁LVPW	<12
右室壁	<3~4
左室壁	<9~12

（2）心功能。查看心脏的排血能力，即左心室射血分数（LVEF），表示左心室每分钟泵入全身的血液量占左心室最大容积的比，正常范围是50%~70%，如果数值降低，提示可能存在不同程度的心力衰竭。

3.心脏超声都查哪些内容？

（1）看"房室比例"是否失调：心脏包括左心房、右心房、左心室、右心室，四个房间的大小要维持一定的比例，心脏B超检查的重点之一就是看比例是否失调。

（2）看"房室挡板"是否完整：左、右房室之间有隔离挡板，包括房间隔和室间隔，检查时要观察挡板是否增厚、变薄或缺损。

（3）看"房室阀门"是否损坏："门"的专业术语称为瓣膜，包括二尖瓣、三尖瓣、主动脉瓣、肺动脉瓣共四个，"门"打不开，则出现血流受阻，则称为瓣膜狭窄；"门"关不紧，出现血液倒流，则称为瓣膜返流。

（4）看"泵血功能"是否正常：左、右心室收缩将血液泵出的能力称为泵功能，即心脏的收缩功能。通过心脏B超可以观察到心脏室壁的运动情况以及收缩功能（图18-1）。

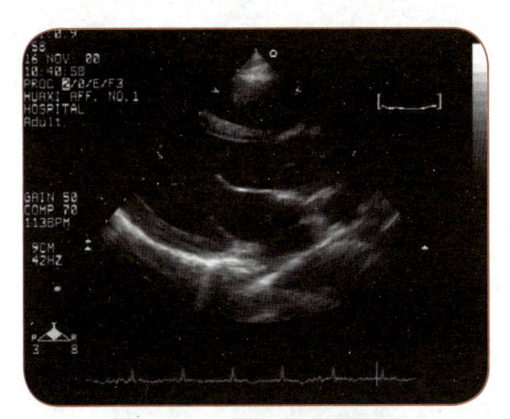

图18-1 正常超声心动图

4.心脏超声能够检查出哪些疾病？

（1）发现心包积液。如果报告中出现了心包积液，一定要进一步查找病因，可能是感染、某些免疫性疾病，甚至肿瘤导致的。如图18-2所示为心包积液的超声。其次，超声可将积液量分为微量、少量、中量、大量和极大量五个等级：①微量心包积液：心包积液厚度2～3mm，积液量小于50ml，可见于正常人。②少量心包积液：房室沟、下后壁的积液厚度3～5mm，积液量50～100ml。③中量心包积液：下后壁积液厚度5～10mm，积液量100～300ml。④大量心包积液：房室沟、下后壁、心尖部积液厚度10～20mm，积液量300～1000ml。⑤极大量心包积液：积液厚度20～60mm，积液量1000～4000ml。

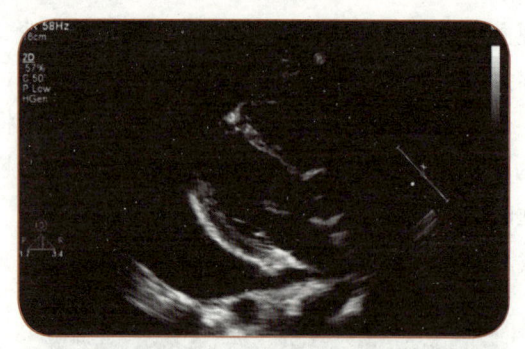

图18-2　心包积液的超声

（2）发现先天性心脏病。比较常见的先天性心脏病包括：动脉导管未闭、房间隔缺损（图18-3）、室间隔缺损、心内膜垫缺损、主动脉瓣畸形。

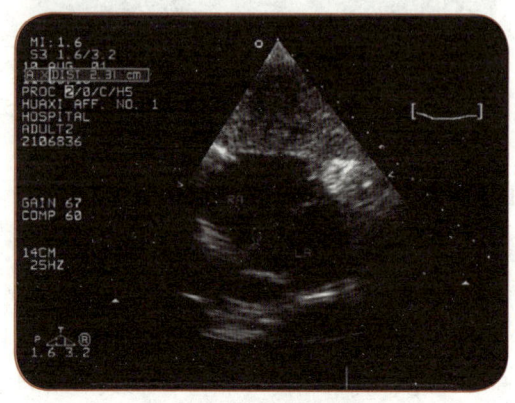

图18-3　房间隔缺损

（3）发现后天性心脏病。心脏B超除了对先天性心脏病有较好的显示效果外，对于后天因素所导致的心脏病同样有很好的诊断效果。如常见的后天性心脏病包括瓣膜狭窄、瓣膜关闭不全、风湿性心脏瓣膜病（图18-4）、冠心病、肥厚型心肌病、扩张性心脏病等。

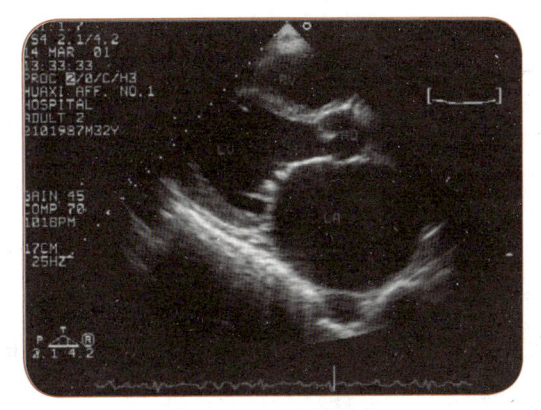

图 18-4　二尖瓣狭窄

5. 哪些情况需要做经食管超声心动图检查？

以下情况建议做经食管超声心动图检查：①房间隔缺损、卵圆孔未闭经胸超声不能确诊的患者；②左心耳和左房的血栓潜在人群，尤其房颤患者；③先天性心脏病，如瓣膜畸形者；瓣膜置换术后的患者，可以用此检查评估人工瓣膜的位置及功能；④心脏瓣膜病、感染性心内膜炎、心脏占位性病变及心脏介入手术的患者等。

6. 经食管超声心动图检查的优势有哪些？

①经食管超声心动图（TEE），是把超声探头微型化成胃镜一样的细管道伸入食道里面，从心脏后面直接探查心脏结构和血流有无异常；②与经胸超声心动图相比，经食管超声心动图可以避免胸壁和肺气的干扰，从心脏的后方观察心脏和大血管的结构和功能及血流情况，便于心脏手术术前评估与术中监测。

第十九章　甲状腺 B 超检查

一、检查须知

甲状腺B超检查前的准备：①充分暴露颈部。甲状腺B超检查主要是检查甲状腺或甲状旁腺是否存在肿物等相关病变。在检查前病患需要充分暴露颈部位置，尽量避免穿高领衣服，因为检查时医生通常需要在颈部皮肤涂抹耦合剂，避免粘在衣服上；②避免佩戴项链等首饰；③保持安静。在检查期间应保持安静，减少吞咽次数，以免对甲状腺血流造成影响。

二、项目指标及临床意义

B超是检查甲状腺结节最常用的手段，主要看患者的甲状腺内是否存在一些良性或恶性病变。近年来，甲状腺癌的发病率越来越高，当检查发现甲状腺结节时，不免担心是恶性的，或会不会发展成恶性的。为此，我们将系统论述甲状腺B超检查。

1. 正常甲状腺长什么样子，它的作用是什么？

甲状腺是位于人体颈部（脖子）前面下方的一个小小的器官（图19-1），这个腺体虽小，但它对身体的健康却有非常大的影响。甲状腺能合成和分泌一种对人体各种代谢起着重要作用的激素——甲状腺激素，对维持机体的生命活动至关重要。

第十九章 甲状腺 B 超检查

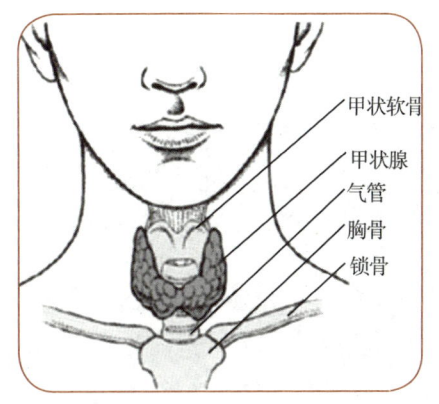

图 19-1 甲状腺示意图

2.甲状腺B超检查报告单怎么看?

正常甲状腺的典型超声表现为（图19-2）：双侧甲状腺形态、大小正常，包膜光滑完整，实质回声均匀，未见明显结节及异常血流信号。

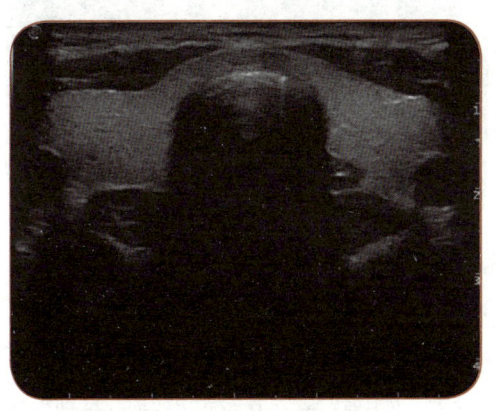

图 19-2 正常甲状腺B超检查

提示良、恶性的话术分别为：①若出现囊性或结节内出现点状强回声后方彗星尾征（图19-3）时，提示良性；②若出现实质性、低回声、微小钙化、结节纵横比＞1，边缘不规则、甲状腺外浸润时，需重点关注，这些属于恶性征象（图19-4）。当有恶性

107

提示时，医生会根据情况来决定要不要穿刺，穿刺检测（FNAC）是目前鉴别甲状腺良、恶性的金标准。

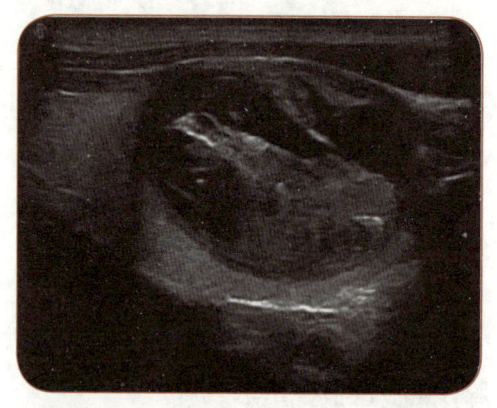

图19-3　甲状腺结节性增生（良性）

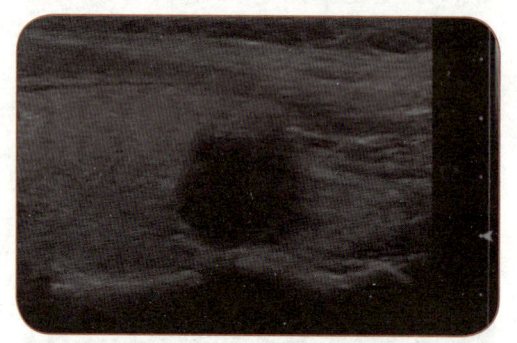

图19-4　甲状腺癌（恶性）

甲状腺结节TI-RADS分级主要是对甲状腺结节进行良、恶性分层。医生会根据甲状腺结节的形态，评定TI-RADS分级。利用TI-RADS分级，对甲状腺结节及淋巴结的鉴别能力与超声医师的临床经验相关，必要时可进行超声引导下细针穿刺活检（US-FNAB）来判定结节的性质。如果是4级或以上，科室医生就需要重点关注，并与内分泌医生讨论下一步的诊疗方案。下表为甲状腺结节TI-RADS分级。

表　甲状腺结节TI-RADS分级

分类	评价	超声表现	恶性风险
0	无结节	弥漫性病变	0
1	阴性	正常甲状腺（或术后）	0
2	良性	囊性或实性为主，形态规则、边界清楚的良性结节	<5%
3	可能良性	不典型的良性结节	<5%
4	可疑恶性	恶性征象：实质性、低回声或极低回声、微小钙化、边界模糊/微分叶、纵横比>1	
4a		具有1种恶性征象	5%~10%
4b		具有2种恶性征象	10%~50%
4c		具有3~4种恶性征象	50%~85%
5	恶性	超过4种恶性征象，尤其是有微钙化和微分叶者	85%~100%
6	恶性	经病理证实的恶性病变	无

3.如果存在甲状腺结节，平时需要注意什么问题？

若存在甲状腺结节，需要注意的问题主要包括：①避免吃腌制的食物，因为该类食物含有亚硝酸盐；②避免食用对甲状腺有刺激作用的食物；③患者要保持情绪稳定、避免熬夜、避免抽烟酗酒、定时检查甲状腺功能等。

第二十章　前列腺 B 超检查

一、检查须知

前列腺B超检查前的准备：①喝水憋尿。患者进行前列腺B超检查前2小时需要喝水憋尿，保证膀胱有充盈的尿液，以利于前列腺显影，便于医生准确诊断；如经直肠前列腺超声检查则不需要憋尿。②要注意保持局部清洁卫生、穿宽松棉质衣物。

二、项目指标及临床意义

前列腺疾病已成为我国男性泌尿生殖系统的常见疾病之一。中老年男性常出现进行性排尿困难、夜尿增多、尿频、尿急，这极有可能是前列腺增生所致，并导致尿潴留、上尿路积水、肾功能不全等严重并发症。

1. 哪些情况需要做前列腺B超检查？

前列腺B超检查是前列腺癌筛查及诊断其他前列腺疾病首选的影像学检查方法。以下情况建议做前列腺B超检查：①前列腺的特异抗原（PSA）升高；②直肠指检怀疑前列腺有可疑病灶，如前列腺质硬或扪及结节；③其他部位发现转移病灶，且怀疑原发灶来源于前列腺；④为前列腺增生患者评估前列腺大小，突入膀胱的情况；⑤前列腺增生治疗术后的疗效评估；⑥前列腺癌微创消融治疗术前定位及术后治疗效果的评估。

2. 前列腺B超检查有哪些形式？

（1）经腹部前列腺检查。检查前需要憋尿，以充盈的膀胱为声窗来显示后方前列腺的情况。腹部B超检查可以用来测量前列腺的大小，还可同时检查肾脏、输尿管、膀胱等，并且还能方便计算残余尿量。但经腹超声分辨率差，无法精确计算前列腺体积，并且很难发现某些肿瘤病灶。

（2）经直肠前列腺超声。将超声探头经肛门置入直肠内，使其紧贴前列腺表面进行检查，具有较高的分辨率，可以更清晰地获得前列腺大小、形态及内部结构的图像，有利于前列腺癌的早期筛查诊断，并可为前列腺穿刺活检和微创手术精确定位。但在检查过程中，探头置入直肠会带来一些不适感，对于肛门、低位直肠病变或术后患者，如肛门直肠狭窄、直肠癌行Miles术后的患者无法做该项检查。

3.正常前列腺长什么样子？作用是什么？

前列腺是男性生殖系统的一部分，位于膀胱下方，环绕尿道的起始部分（图20-1）。健康状态下，前列腺的大小、形状和质地有其标准特征。①大小：成年男性的正常前列腺通常为20～30cm³或约4cm×3cm×2cm，但尺寸可因个体差异而有所不同。随着年龄增长，前列腺可能会逐渐增大，这是正常的生理变化，称为良性前列腺增生（BPH）。

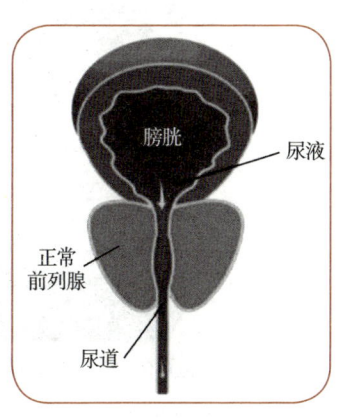

图20-1　前列腺（纵切面）

②形状：前列腺具有一个独特的形状，类似于一个倒置的梨形或扁平的栗子。主要包括两部分：周边区和中央区。周边区占据了大部分体积。③质地：在触诊时，正常前列腺坚实而均匀，没有硬块或异常柔软的区域。④功能：前列腺的主要功能之一是产生精液的一部分，包括一些酶和蛋白质，这些物质有利于精子的生存和活动。

4.前列腺B超能够检查出哪些疾病？

（1）良性前列腺增生。该病证是由于前列腺体积增大而引起的男性常见疾病，好发于老年人，为良性疾病。部分患者可表现为尿等待、夜尿次数增多、尿频、尿急、尿流变细、排尿无力、尿不尽感，最后会出现点滴不出，使大量尿液积在膀胱里，严重时还可以并发膀胱炎、膀胱结石、膀胱憩室、尿失禁等。此类患者的B超检查结果提示：①体积增大，前列腺整体体积较正常增大，各个方向的径线也会相应增加；②形态改变，形态变得更加圆润，边界规则且光滑；③内部回声不均匀；④内腺（移行带）增大，通常呈中等或稍强的回声；⑤外腺（周边带）相对被压缩，回声较强，边界清晰（图20-2）。

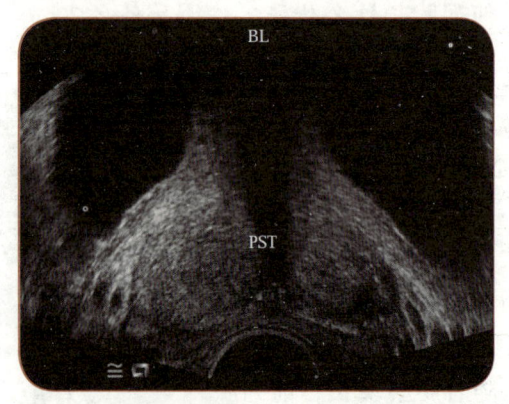

图20-2　良性前列腺增生（BL：膀胱；PST：前列腺）

（2）前列腺炎症。常分为急性细菌性前列腺炎、慢性细菌性前列腺炎、慢性非细菌性前列腺炎。近期有尿路感染、传染性疾病、遭受创伤、插入导尿管或接受膀胱镜检查时，可能增加前列腺炎的风险。B超检查结果提示：①若为急性前列腺炎，则前列腺通常肿大；若为慢性前列腺炎，则体积的变化可能不太明显，有时甚至会比正常小一些。②内部实质回声不均匀，可能出现散在低回声区域或高回声区域（图20-3）；③若为急性前列腺炎，则血流信号增多；若为慢性前列腺炎，则血流信号也可能有所增加，但不如急性期显著。

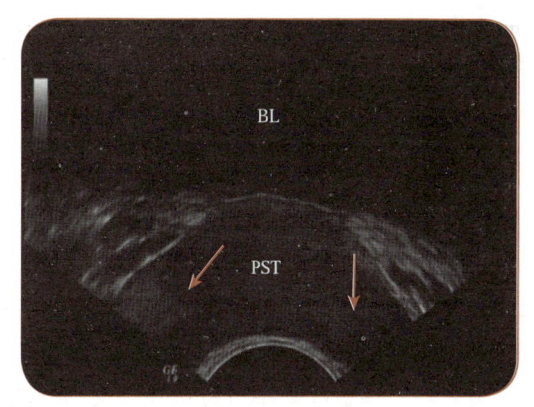

图20-3　前列腺炎症（BL：膀胱；PST：前列腺）

（3）前列腺囊肿。该病是前列腺腺体因先天性或后天性因素而发生囊样改变，为良性病变，一般不引起临床症状。囊肿位置可以出现在前列腺的任何部位，但常见于前列腺的外周区或中叶。B超检查结果提示：①囊肿通常是圆形或卵圆形的，边界清晰、整齐；②大多数前列腺囊肿内部为无回声（即液体充满），这使得它们在超声图像上呈现为黑色区域；③回声增强，由于囊肿内液体的声阻抗低于周围组织，超声波通过时会在其后方产生明显的回声增强（图20-4）。

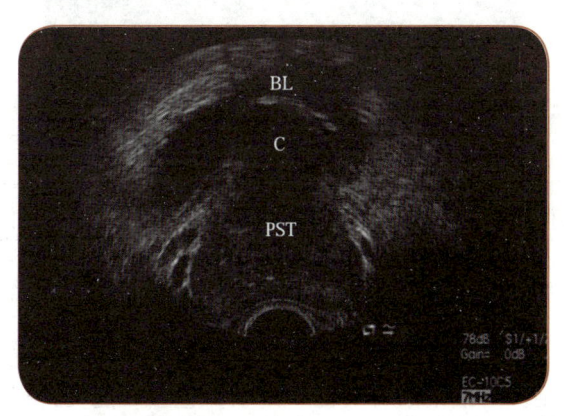

图20-4　前列腺囊肿（BL：膀胱；PST：前列腺；C：囊肿）

（4）前列腺结石。当各种原因引起前列腺腺管阻塞时，前列腺腺泡内脱落的上皮细胞，囊腔内的淀粉样小体以及前列腺液中所含的钙盐和磷酸盐便会逐渐沉积，形成前列腺结石，俗称前列腺钙化灶。B超检查结果提示：①强回声，前列腺内结石通常表现为点状、弧形、条形或团块状的强回声（即明亮的反射），并且通常没有声影（即没有暗区跟随在强回声之后）；②结石多位于前列腺的内腺与外腺之间，特别是在内腺的后缘最为常见。有时结石会沿着尿道周围排列成弧形或带状。结石的形态可以是圆形、类圆形或不规则形状。结石的大小可以从几毫米到数厘米不等。B超检查通常能发现直径大于3毫米的结石；③声影，在某些情况下，特别是当结石较大时，后方可能会出现声影，即强回声后的暗区（图20-5）。

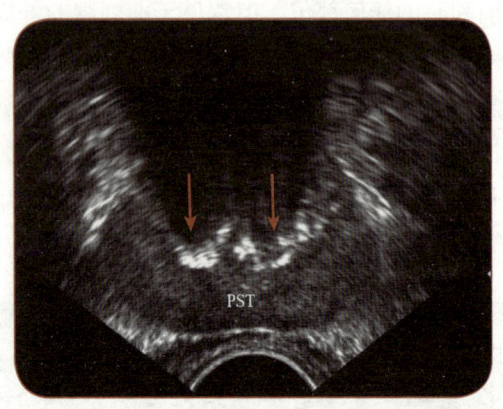

图20-5　前列腺结石（PST：前列腺）

（5）前列腺癌。前列腺癌是"慢性子"肿瘤，早期病情特征并不明显，当出现较为明显的症状时通常已是中晚期。B超检查结果提示：①前列腺体积增大，肿瘤的生长会导致前列腺体积增大。②形态不规则，肿瘤向膀胱或其他方向突出可能导致前列腺形态不规则。肿瘤的边界可能不清晰，包膜可能变得粗糙或增厚（图20-6）。③肿瘤内部回声不均匀，可能伴有强回声光点，这种现象被称为营养不良性钙化,提示前列腺癌的可能性较大。④严重前列腺癌可导致下尿路梗阻,从而引起肾积水和膀胱小梁声像。

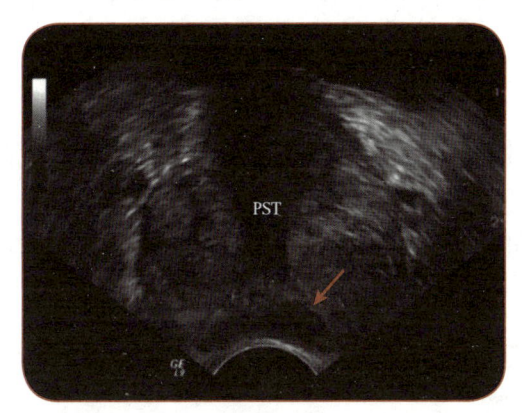

图20-6 前列腺癌(PST:前列腺)

第二十一章　乳腺 B 超检查

一、检查须知

乳腺B超检查前的准备：选择合适的时间。最好在月经结束后7~10天进行检查，此时乳腺组织较为松软，有利于观察。避免在月经期间或排卵期进行检查，因为此时乳腺组织较厚，可能影响检查结果。

二、项目指标及临床意义

B超检查已经成为乳腺疾病不可或缺的影像检查技术，在乳腺癌筛查、乳腺疾病诊断和鉴别诊断方面具有重要价值，也是女性的常规体检项目。

1. 正常乳腺的内在结构是什么样子？

正常乳房是由浅入深，可分为5层（图21-1）：皮肤、皮下脂肪、腺体层、乳房后间隙和胸壁。B超检查提示：①皮肤呈一较薄的直带状稍强回声，光滑、整齐。②皮下脂肪层呈低回声。③腺体层由腺体、腺叶和导管构成，年轻未生育女性的腺体层较厚，回声偏低，随年龄增加其回声渐增强变薄。④乳房后间隙呈线状或带状弱回声，一般比较薄。⑤胸壁肌层呈弱回声，可显示肌纤维的纹理。

2. 乳腺B超检查报告单都包含哪些内容？

乳腺B超检查报告单包含检查医师根据B超成像对检查部位内部情况的详细描述。如检查部位位于哪侧，有无结节，对结节的数目、位置、大小、特征进行客观描述，其中，特征又包括回声、形态、边界、血流信号等。

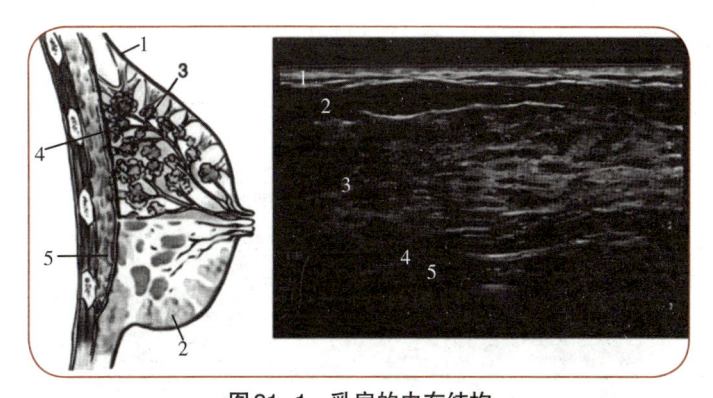

图21-1 乳房的内在结构

1.皮肤 2.皮下脂肪层 3.腺体层 4.乳腺后间隙 5.胸壁肌层

3.乳腺超声能够检查出哪些疾病呢?

(1)乳腺炎:急性乳腺炎表现为炎症区域乳房组织增厚,内部回声一般较低,分布不均,边界不清。如形成脓肿时,内部呈不均匀的无回声区,边界增厚欠光滑,一旦发现脓肿即应考虑切开引流,否则时间越长,对乳房的危害越大;CDFI(彩色多普勒血流显像)可见肿块血流信号丰富(图21-2)。

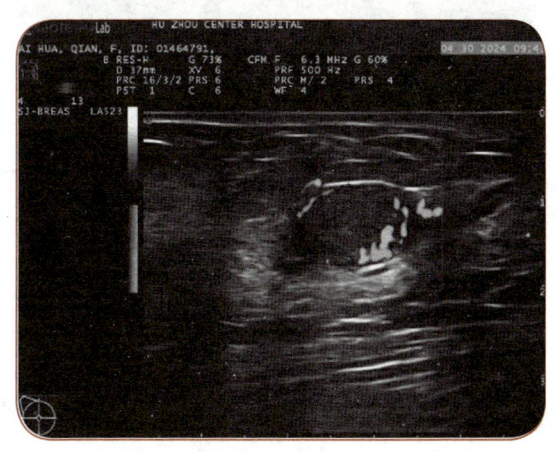

图21-2 乳腺炎

(2)乳腺增生性病变:乳房腺体或间质有弥漫性增大、增厚,边界模糊，有时可出现典型的"斑马"状、管状暗条回声；还常查到一些不明显的结节状回声（图21-3）。

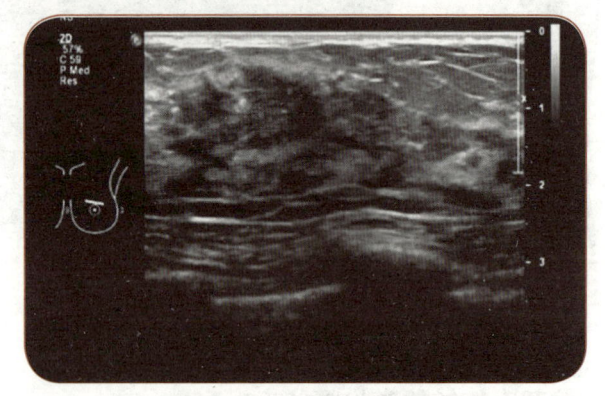

图21-3　乳腺增生性病变

（3）乳腺囊肿：常为单发，边界清楚，光滑整齐，呈圆形或椭圆形，有包膜内部回声，均匀性透声良好的较强回声或液性暗区（图21-4）。

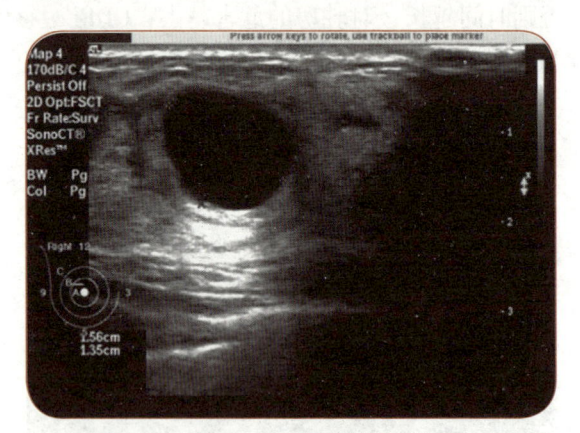

图21-4　乳腺囊肿

（4）乳腺纤维腺瘤：肿块呈圆形或椭圆形，边缘清楚平滑，包膜薄而光滑，内部有回声均匀的弱回声区，后方回声增强，有时可伴有钙化斑点，少数有液化坏死暗区（图21-5）。CDFI提示血流信号较少。

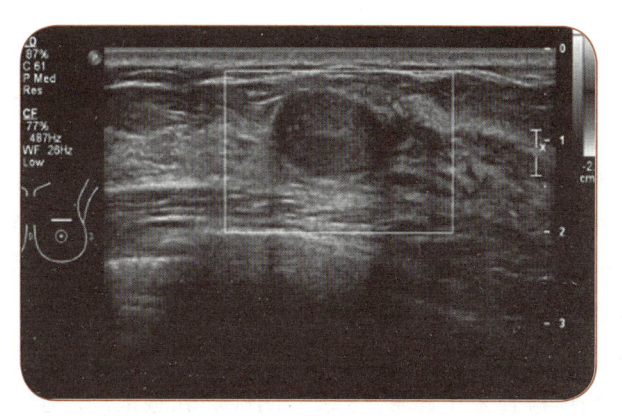

图 21-5　乳腺纤维腺瘤

（5）乳房恶性肿瘤：形态不规则，边界不整，无包膜，肿块向周围组织呈蟹足样、锯齿样、小叶样浸润。界限不清。内部回声多不均匀。当以癌细胞为主时回声较低；以纤维成分为主时回声较强；发生出血坏死时则表现为不规则无回声区（图21-6）。钙化灶表现为细点状沙粒样，呈簇状分布，数目较多。肿块内血流增多。浸润表现为：①癌肿侵犯皮肤，皮肤层增厚，回声增强；②侵及皮下脂肪，皮下组织间隙水肿，有不规则的肿块侵入；③侵犯乳房后间隙，间隙变薄消失。

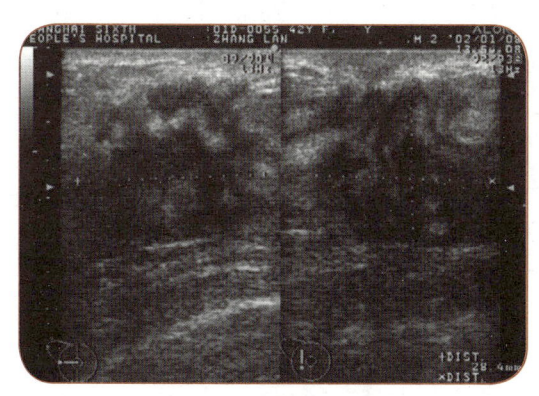

图 21-6　乳腺恶性肿瘤

4.乳腺结节是怎么分级的，2级结节需要做手术吗？

结节的表现多种多样，描述仅表示通常、一般情况下，个别结节十分"狡猾"，良性的结节却表现"不良"，恶性的结节看起来一点也不"恶"，所以定期检查十分必要，且需要结合其他乳腺检查方式。

目前乳腺B超诊断普遍应用的分级评价标准是BI-RADS，全称为Breast Imaging Reporting and Data System（乳腺影像报告和数据系统）。0级：超声检查不能全面评价病变，需要结合其他检查进行综合诊断。如患者出现乳头溢液，或临床医生触及肿块，但超声检查未见异常。1级：阴性。乳腺正常，建议每年定期进行乳腺检查。2级：良性病变。可排除恶性肿瘤可能，建议每6~12个月复查一次。3级：恶变几率＜2%。良性可能性大于98%，建议3~6个月复查一次。4级：恶变危险性为2%~95%。其中，4级又分为4A、4B、4C。4A：低度可疑，恶性病变危险性2%~10%。4B：中度可疑，恶性病变危险性为10%~50%。4C：高度可疑，恶性病变危险性为50%~95%。5级：恶变危险性≥95%，需要穿刺活检。6级：活检证实恶性，目前尚未进行治疗，用于治疗前的再次评价，协助医生选择最佳治疗方案。

第二十二章　妇科 B 超检查

一、检查须知

妇科 B 超检查前的准备：①避开月经期。女性做妇科 B 超检查时，应注意避开月经期，通常建议在月经结束后 3~4 天进行妇科检查，有助于确保检查结果的准确性；②穿着适当衣物。女性在检查时需要注意穿着宽松、舒适且易穿脱的衣物，以便于检查；③如果行普通 B 超检查，需要憋尿，如果行阴道 B 超检查，一般不需要憋尿；④若检查子宫内膜的厚度，应该根据临床需求，选择月经干净后 3~7 天，或月经临近时检查；若监测卵泡发育，一般选择月经周期的第 10 天左右；若患有卵巢囊肿、子宫肌瘤或处于早孕期可以随时进行 B 超检查。

二、项目指标及临床意义

无论是常规体检还是疾病诊断及鉴别，妇科 B 超作为妇科医生的"眼睛"，已经成为妇科检查诊断中不可或缺的一部分，关于妇科 B 超检查的诸多疑惑，接下来将系统论述。

1. 妇科超声检查有几种途径？

（1）经腹部：检查前须充盈膀胱，超声探头置于下腹部检查。膀胱作为观察的重要透声窗，充分充盈十分关键，只有足够大的膀胱容量，才能观察其后方的子宫及双侧附件区。

（2）经阴道：经阴道扫查是目前妇科 B 超检查中最常用的腔内彩超检查，是将探头置于阴道内检查。因探头频率高，距离子宫附件近，所以经阴道超声较经腹部超声的分辨力更高，图像更清晰，也更清楚地分辨较小的病灶以及更敏感的显示其血流信号。

（3）经直肠：经直肠超声与经阴道超声相似，是将探头由肛门置于直肠内检查,经直肠超声与经阴道超声有着同样的优势,并且适用于没有性生活的女性或者由于特殊原因无法经阴道扫查者。具体见下表。

	经腹部超声	经阴道超声	经直肠超声
优势	扫查范围广	图像分辨力高,可观察微小病灶	图像分辨力高,可观察微小病灶
劣势	分辨力低,受膀胱充盈、腹壁厚度限制及肠道气体干扰	扫查范围相对局限	扫查范围相对局限
准备工作	充盈膀胱	排空膀胱	排空膀胱及大便
适用患者	所有女性	有性生活的女性	所有女性

2. 正常子宫长什么样子?

(1)子宫位置。在妇科B超检查单中,首先描述的是子宫位置,分为前位、后位和平位(中位)。子宫前位即子宫朝腹侧弯曲,后位即子宫朝背侧弯曲。

(2)子宫大小、形态及回声。正常育龄期妇女的宫体大小(颈上测值):长为4~5cm,宽为4~5cm,厚为3~4.5cm;宫颈长为2.5~3.0cm,宽为2.0~3.0cm,厚为1.5~2.0cm。正常的子宫是倒梨形,外形规则,回声均质。若出现形态不规则,回声不均匀,则可能提示存在子宫发育畸形或者子宫占位性病变。

(3)子宫内膜厚度及分型。子宫内膜会随着月经周期发生周期性变化,所以不同时期的内膜厚度和回声不能同一而论。①A型内膜:常见于内膜增生早期(月经第6~10日),此时内膜厚度为4~9mm。B超检查可见典型的"三线征",主要是子宫内膜与肌层两个分界线,宫腔线清楚,呈高回声;②B型内膜:常见于内膜增生晚期(月经第11天,排卵),排卵时内膜厚度为9~12mm。为均一的中等强度回声,宫腔强回声中线断续不清;③C型内膜:常见于黄体期(即排卵后到下次月经来潮前),厚度为 10~14mm。为均质强回声，无宫腔中线回声，此时"三线征"消失。观察内膜占位性病变如子宫内膜息肉等，最好在月经干净后、排卵期之前，以内膜显示A型的时期最佳。

3.正常卵巢长什么样子？

女性的卵巢大小约 4cm×3cm×1cm，正常双侧卵巢基础窦卵泡数（AFC）总数大于10个，若两侧卵巢AFC总数小于5~7个，则提示卵巢储备功能下降；若单侧AFC总数大于12个，则提示卵巢多囊样改变。对于青春期前的儿童，单侧卵巢容积＜1ml，单个卵巢内直径大于4mm的卵泡一般超过4个（图22-1）。

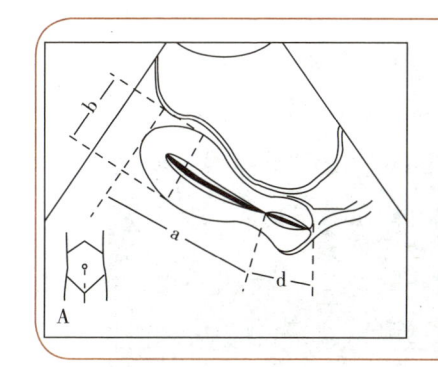

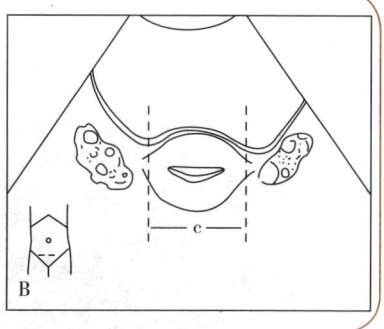

图22-1 子宫大小及形态
a：子宫长径；b：子宫前后径；c：子宫横径；d：宫颈长径

4.妇科B超检查结果提示异常，是不是就需要治疗？

超声检查是一种影像学检查，就像"看图说话"，是通过对器官的影像学及血流动力学分析来推测诊断的一种方式，必然会存在"同病异影""异病同影"的情况，所以并不是说只靠B超检查就能诊断和鉴别所有妇科疾病，还需要结合患者的症状、体征及实验室检查结果等综合作出客观诊断，所以必要情况下医生会建议行进一步检查。因此，当彩超报告有异常情况时，建议及时就医。

5.妇科超声能够检查出哪些疾病呢?

（1）卵巢相关疾病

①卵巢生理性囊肿：此类囊肿里面是一包液体（水），B超检查提示形态规则、边界清楚、内透声好，彩色多普勒检查示未见血流信号，此类患者建议2～3个月后复查。

②卵巢巧克力囊肿：此类囊肿里面是咖啡色液体（陈旧血），而且与周围组织可能粘连，B超检查提示形态规则或者不规则、壁厚、内壁欠光滑、内可见细密点状回声，彩色多普勒检查示无明显血流信号。此类患者是否需要治疗要根据情况决定。

③多囊卵巢：B超检查提示卵巢均匀性增大，包膜增厚，内见多个（12个以上）无回声区。多囊卵巢常合并月经异常、不孕、高雄激素血症。建议此类患者遵医嘱进行治疗（图22-2）。

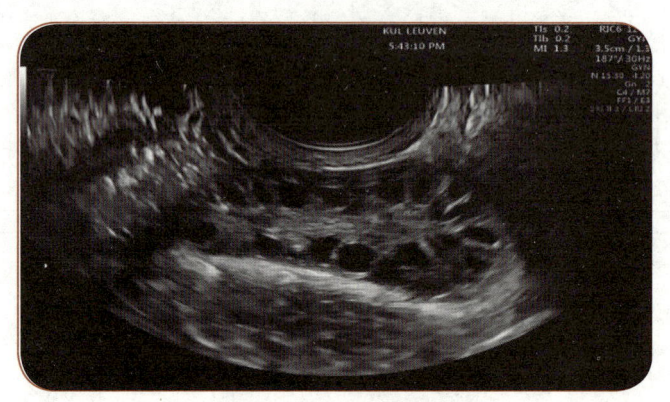

图22-2 多囊卵巢

④卵巢畸胎瘤：此类肿瘤里面是油脂、毛发，有的还包括牙齿或骨质，B超检查提示形态规则、内可见特异性强回声光团，彩色多普勒检查示无明显血流信号。此类患者需要进行手术治疗（图22-3）。

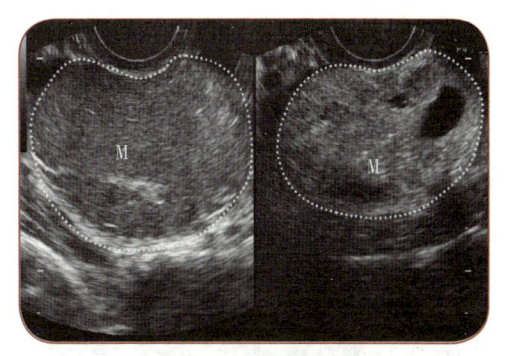

图22-3 卵巢畸胎瘤

⑤卵巢肿瘤：良性肿瘤的B超检查特点是边缘清晰，壁薄，以囊性为主。恶性肿瘤常与周围组织粘连，所以B超检查的特点是形态多不规则、轮廓模糊、边界不清、壁厚薄不均、内回声强弱不一，呈弥漫性分布的杂乱光点，光团，有出血坏死；囊性变时，可于局部形成无回声区，彩色多普勒检查示丰富血流信号（图22-4）。

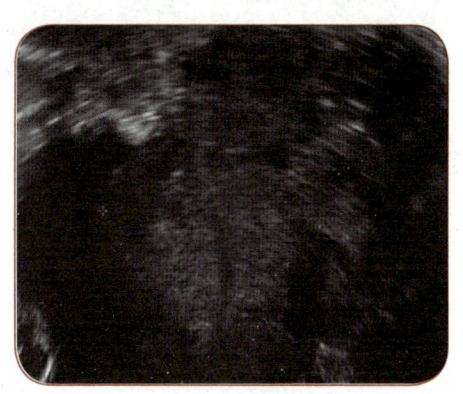

图22-4 卵巢肿瘤

（2）宫腔内膜相关疾病

若B超报告单提示宫腔内见低回声或高回声，可能是黏膜下肌瘤或者内膜息肉，内膜息肉也可表现为内膜局限性增厚、隆起。如果内膜均匀性增厚，可能提示子宫内膜增生（图22-5）；如果内膜增厚但不均匀，血流丰富，可能提示子宫内膜癌（图22-6）。

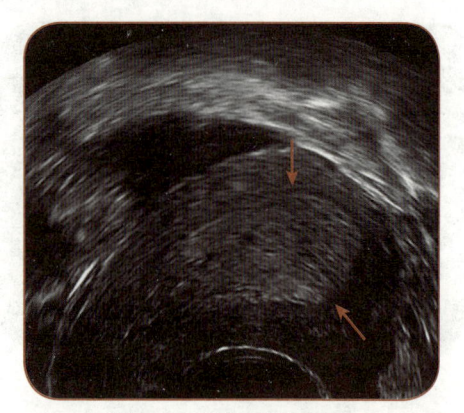

图22-5　子宫内膜增生

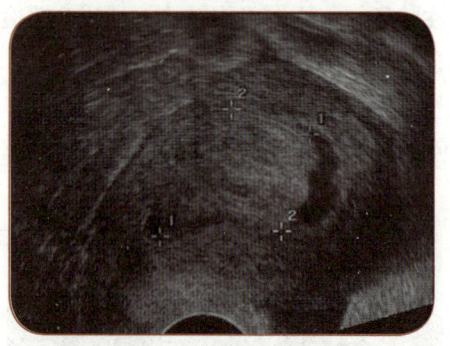

图22-6　子宫内膜癌

（3）盆腔相关疾病

①盆腔积液：若B超报告单提示少量盆腔积液，1~2cm以内，或达3cm，没有腹痛等表现，则属正常生理现象，不需要治疗。盆腔积液的产生：月经期，少量经血倒流，从输卵管伞端流入盆腔；排卵期，卵泡液流出刺激腹膜引起渗出；排卵后期，卵泡液、输卵管内壁柱状上皮细胞分泌的输卵管液积聚在子宫直肠陷窝。即月经刚结束、排卵时、排卵后做B超检查，都可能会看到盆腔积液。

②盆腔炎：若B超报告单提示盆腔积液的同时，患者有腹痛、发热，妇科检查示阴道里有脓性分泌物，按压子宫及双侧附件区

（输卵管、卵巢）时患者觉疼痛，或患者有反复下腹疼痛史，妇科检查附件区增厚或可摸到包块，甚至有输卵管增粗、积液或盆腔不均质包块，往往可疑盆腔炎。

③盆腔结核：若B超报告单提示盆腔积液的同时，伴有反复低热、消瘦等表现，行穿刺可见积液多数为淡黄色，此时可疑盆腔结核。

④盆腔子宫内膜异位症：指子宫内膜组织出现在子宫腔以外的盆腔部位，如卵巢、腹膜等。B超检查提示盆腔囊性包块（若异位病灶在子宫直肠凹陷等盆腔深部，囊肿可能缺乏规则形态），囊液回声异常，彩色多普勒检查可提示囊肿周边有血流信号（如线状或点状），卵巢异常（卵巢增大，有无回声区等），子宫肌层改变（若异位到子宫肌层，则提示子宫增大、肌层增厚等），盆腔粘连（若异位到盆腔，可引起盆腔粘连）。

（4）妇科急症

宫外孕破裂、黄体破裂或卵巢肿瘤破裂：突然出现腹痛，检查腹部时有压痛、反跳痛，常提示宫外孕破裂或黄体破裂导致的腹腔内出血，或肿瘤破裂导致肿瘤内液体流出。B超检查特点：①若宫外孕发生流产或破裂，一侧附件区常显示边界不清、形态不规则、回声不均匀的混合性包块；②若黄体破裂，则卵巢内见不规则黄体囊肿，囊壁较厚，内壁粗糙，囊内有杂乱不均质低回声；③若卵巢囊肿破裂，可出现卵巢囊肿增大、囊壁增厚、囊内有积血、局部血流信号丰富等表现。

6.孕期的宝妈可以做妇科B超检查吗？

超声波属于机械波，本身是一种能量，这种能量的主要效应是热效应，不会产生有害的电离辐射。目前尚未发现超声对人体及胎儿造成确切的伤害。现在用于临床诊断的超声检查仪的剂量和检查时间均处于安全范围之内，对人体的影响几乎可以忽略不计，且该项检查是无创的，所以孕期的宝妈们也可以放心检查。

第二十三章　脑部 CT 检查

一、检查须知

脑部CT检查前的准备：①受检者头部应避免佩戴金属物品，以避免金属伪影对图像的影响；②检查过程中避免乱动，保持好检查姿势，若头部移动，CT就可能出现伪影，进而对检查结果造成影响。

二、项目指标及临床意义

人的头颅是由多块扁平骨构成的一个圆形骨腔，称为颅腔。颅腔由外向内分别覆盖头皮、皮下组织、帽状筋膜、血管、神经等。脑包括端脑（大脑）、间脑、小脑、脑干（包括中脑、脑桥和延髓），其中分布着很多由神经细胞集中而成的神经核或神经中枢，并有大量上、下行的神经纤维束通过，连接大脑、小脑和脊髓，在形态和功能上把中枢神经各部分联系为一个整体。脑各部内的腔隙称脑室，充满脑脊液。

1. 脑部CT检查有什么作用？

脑部CT检查是一种方便、安全、无痛苦、无创伤的检查方法，能清楚地显示颅脑不同横断面的解剖关系和具体的脑组织结构，提高了病变的检出率和诊断的准确性。

在头部外伤时，CT是最重要的影像学诊断方法，对新鲜出血敏感性高，并能显示水肿及颅内压增高继发脑疝等重要病变，也适宜诊断头颅骨折，尤其是凹陷骨折和颅底骨折。脑部CT检查可明确显示颅内肿瘤的数目、部位、大小、轮廓密度、瘤内出血、钙化以及扩散程度，定性诊断的可能性高达70%。脑部CT检查对脑血管疾病诊断准确，并有助于确定治疗方案。在颅脑损伤时，CT可分辨血肿的大小、形态、范围、数目及邻近脑组织压迫情况，诊断准确率可达98%以上，可作为颅脑损伤的常规检查。

2.哪些人需要做脑部CT检查？

需要做脑部CT检查的人群包括：①头部外伤患者；②出现神经功能缺损症状的患者；③有脑血管疾病风险的患者；④怀疑有脑部肿瘤的患者；⑤有脑部感染或炎症的患者；⑥特殊疾病患者，如感染心内膜炎、心内血栓等，当这些疾病出现严重症状时，可能影响脑部，所以需要做脑部CT检查。

3.脑部CT可检查出哪些疾病呢？

（1）脑部CT检查可分辨病变密度。脑CT图像上的病变可以通过与周围正常脑组织的密度对比来识别。病变的密度分为：①高密度病变：表现为比正常脑组织更亮的影像，常见于出血（如血肿）、钙化、某些肿瘤、金属物质或对比剂。②等密度病变：与周围脑组织密度相近，不易辨认，如某些肿瘤、血肿早期阶段。③低密度病变：表现为较暗的区域，可见于水肿、梗死、囊肿、某些肿瘤和炎症。④混合密度病变：同一区域内有不同密度的组织，可能包含出血、坏死、囊变等多种病理过程。

（2）脑部CT检查可发现占位效应。占位效应是指脑内肿块或出血导致的周围结构移位、变形或脑室系统受压，这在CT图像上表现为脑室或脑池形态的改变。

（3）脑部CT检查可发现异常的脑结构改变。如①脑萎缩：表现为脑沟加深、脑裂增宽，提示脑组织体积减小。②脑积水：脑室内液体增多，导致脑室扩大。可分为梗阻性和交通性脑积水。

（4）在使用造影剂后进行的增强CT扫描中，病变可显示强化，这有助于区分肿瘤、炎症和血管性病变。强化的程度和模式（均匀、不均匀、环状等）对诊断具有重要价值。

下篇　影像报告单

（5）脑部CT血管造影（CTA）可以评估脑血管状况，如动脉瘤，血管狭窄、闭塞，动静脉畸形等。

（6）脑部CT检查还可发现颅骨病变。可显示颅骨骨折、骨质增生或破坏等，这对于了解颅内病变是否影响颅骨完整性有重要意义。

第二十四章　PET/CT 检查

一、检查须知

PET 全称为正电子发射计算机断层显像，CT 全称为电子计算机 X 射线断层扫描技术。PET/CT 检查前的准备：①患者能够平卧至少 20 分钟以上；②显像前 3 天内避免剧烈活动；上午来检查前需要空腹 8 小时以上；③糖尿病患者停服二甲双胍 2~3 天，检查当天不要注射胰岛素；④检查当天空腹血糖要求＜10.0mmol/L，＞10.0mmol/L 视具体情况而定；⑤糖尿病血糖控制差者、幽闭恐惧症及哺乳期妇女为相对禁忌证；除非必要，妊娠期禁止做此检查。

二、项目指标及临床意义

PET 是反映基因、分子层面病变的代谢及功能状态的显像设备。它是利用正电子核素标记人体代谢物质如葡萄糖作为显像剂，通过病灶对显像剂的摄取来反映其功能及代谢变化，从而为临床提供疾病的生物代谢信息。是当今生命科学、医学影像技术发展的新里程碑。

1. CT 和 PET/CT 有什么不一样？

CT 是利用 X 射线对人体进行检查。PET/CT 同时具有 PET 图像、CT 图像及将两者进行融合的功能。

PET/CT 检查对肺癌、乳腺癌、卵巢癌、黑色素瘤、侵袭性淋巴瘤等恶性肿瘤的诊断准确率较高，还能显示全身范围内的病变（是否有转移）。但对某些部位肿瘤的诊断效果并非有 100% 的准确率，如脑部肿瘤、空腔脏器肿瘤。假阴性结果的原因主要有：①微小病灶未达到系统分辨率，肿瘤坏死，新近已行化疗或放疗，新近行大剂量类固醇治疗，高血糖症或高胰岛素血症。②一些特殊病理类型的恶性肿瘤，如神经内分泌恶性肿瘤、支气管肺泡癌、乳腺小叶癌、前列腺癌、甲状腺癌、成骨性或硬化性骨转移、骨肉瘤、胶质瘤、霍奇金淋巴瘤、惰性淋巴瘤等。③分化好的、低级别的、生长缓慢的、含大量黏蛋白成分类型的肿瘤往往容易漏诊。当PET/CT检查呈阴性，仍高度怀疑恶性肿瘤时，建议行病理活检。

2. 报告单中SUV值代表了什么？

SUV称为标准摄取值，值的高低反映的是病变对显像剂的摄取，我们一般用SUVmax来表示，称为最大标准摄取值，指的是病变对显像剂摄取的最高值。一般情况下SUVmax值越高病变恶性的可能性越大。报告中的结论是根据CT变化和SUVmax值等综合分析得出的结果。如对于活动性结核、炎症、脓肿，炎性反应较大时，可摄取很多显像剂，即表现SUVmax值很高，但因属良性病变，要通过CT的形态学表现和SUVmax值综合作出结论。①SUV值>2.5时，考虑恶性肿瘤可能；②SUV值为2.0~2.5时，处于临界范围；③SUV值<2.0时，考虑良性病变可能。

3. 报告上写代谢高就代表患有癌症吗？

PET/CT检查发现代谢明显增高时，并不一定意味着患上了癌症。一般情况下，恶性肿瘤会高度聚集显像剂，在图像上表现为黑色的浓聚灶。然而，人体内一些细胞（如脑细胞）同样需要摄取葡萄糖来提供其所需能量，另外感染、结核等炎症或增生性病变以及一些良性肿瘤也可表现为高摄取灶。

4. 出现钙化影时，代表什么意义？

钙化影是影像科医生描述的高密度影，通常是由钙盐沉积导致的。肺部钙化影提示陈旧性病变，因此不必过于担忧。

5. 出现低密度肿瘤时，代表癌症加重吗？

低密度肿瘤在CT检查中通常显示为低于软组织密度肿块，边界不清晰，形态不规则，且密度低于正常组织。部分肿瘤可能存在钙化、坏死等情况。低密度肿瘤的良、恶性不能单纯通过CT检查的表现来确定，还需要结合患者的症状、体征、病理学检查等综合判断。

6.报告图片上显示的"亮点"提示患有肿瘤吗？

PET/CT图像上显示的"亮点"是病变处所积聚的大量葡萄糖。虽然大多数肿瘤对18F-FDG高摄取，但某些正常组织也可生理性摄取18F-FDG，如脑组织、扁桃体、喉肌、心肌、肝等。一些良性病变也可呈现对18F-FDG高摄取的特性，如感染或炎症、淋巴结的肉芽肿性病变、骨愈合初期及退化或炎症性关节病等。

第二十五章 胃镜检查

一、检查须知

胃镜检查前的准备：①禁食、禁水。在做胃镜检查前需要禁食6~8小时，如有胃流出道梗阻，需要禁食2~3天，胃镜检查前一晚可正常饮食，检查当日晨起后禁食，保持空腹状态，重症及体质衰弱者术前应补液。②遵医嘱合理用药。长期口服阿司匹林等抗凝药的患者需要遵医嘱，在胃镜检查前3~7日停用，以免在胃镜检查时发生出血。慢性病患者尤其是糖尿病和高血压患者，不建议在检查当日停用常服药，可以使用少量清水送服；③取下义齿。戴有义齿或牙套的患者需要提前取下，特别是活动的单颗或者两颗义齿，避免操作过程中掉落而引起危险；④医生评估。医生会询问患者有无药物过敏史等，对麻醉剂过敏的患者不能做无痛胃镜检查。有心脏病的患者或年龄超过60岁的老年人做消化内镜检查前要做心电图检查，若心电图异常，则暂缓胃、肠镜检查。检查结束后，由于咽部麻醉作用未消失，仍需禁食、禁水2小时。

二、项目指标及临床意义

胃镜是观察上消化道健康情况最直接的检查方式，也是诊断胃癌的金标准。45岁以上人群、有胃癌家族史、常有腹痛、腹胀、反酸、胃灼热等上腹部不适症状的人群，建议定期行胃镜检查，筛查早期胃癌。

1.胃镜检查报告都包括哪些内容？需要关注哪些内容？

胃镜检查结束后，首先会拿到一份由胃镜操作医生出具的胃镜检查报告单，这份报告主要分为三部分：检查所见、检查图片、检查结论(诊断及建议)。如图25-1所示为胃镜检查报告单。

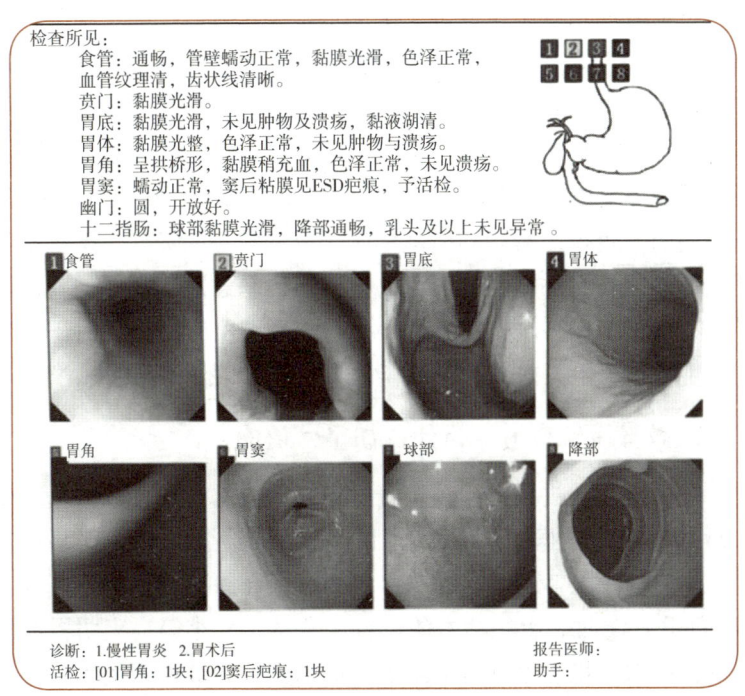

> 检查所见：
> 　　食管：通畅，管壁蠕动正常，黏膜光滑，色泽正常，血管纹理清，齿状线清晰。
> 　　贲门：黏膜光滑。
> 　　胃底：黏膜光滑，未见肿物及溃疡，黏液湖清。
> 　　胃体：黏膜光整，色泽正常，未见肿物与溃疡。
> 　　胃角：呈拱桥形，黏膜稍充血，色泽正常，未见溃疡。
> 　　胃窦：蠕动正常，窦后粘膜见ESD疤痕，予活检。
> 　　幽门：圆，开放好。
> 　　十二指肠：球部黏膜光滑，降部通畅，乳头及以上未见异常。
>
> ①食管　②贲门　③胃底　④胃体
> ⑤胃角　⑥胃窦　⑦球部　⑧降部
>
> 诊断：1.慢性胃炎　2.胃术后
> 活检：[01]胃角：1块；[02]窦后疤痕：1块
> 报告医师：
> 助手：

图25-1　胃镜检查报告单

（1）检查所见：主要是针对每个检查部位的文字描述，包括描述黏膜情况、蠕动情况、有无异常息肉等。如检查部位没有明显病变，一般描述为未见明显异常；若观察到异常，则描写病变的大小、部位、累及范围、质地、是否容易出血以及是否造成胃腔狭窄等。

（2）检查图片：一般选取6~8张图片在报告单中展示。包括食管、胃底、胃体、胃角、胃窦、十二指肠球部或降部；若有病变，则包括病变部位；若进行过治疗，一般还包括治疗前、后的图片。

（3）检查结论：是医生根据胃镜下所见而给出的诊断结果，以供临床医生参考。有时胃镜医生未能给出明确诊断，则会描写为性质待定,后续需要通过病理报告来确定。作为非专业医务人员,只需看明检查结论即可。①提示结果正常的诊断:报告单上出现"未见明显异常"时是较为安全的。当慢性非萎缩性胃炎没有明显不适症状时,基本等同于正常状态。当报告单中出现这些字眼时,可以等病理报告结果出来后确诊。②需要引起重视的诊断:报告单上出现有如糜烂、溃疡、隆起、凹陷、息肉、肿物等,则需要引起重视。糜烂和溃疡都属于胃部常见的炎症。糜烂是黏膜损伤局限在胃黏膜层,而溃疡则损伤已超过黏膜肌层。其他情况也有可能提示各种良、恶性疾病。出现此类诊断结果时需要咨询医生,请医生根据患者具体情况给予进一步的诊治建议。

2. 做胃镜检查时,为什么切了一块肉?

在做胃镜的过程中,医生若发现某些异常,还会取一块组织(或切掉息肉)做病理活检,来判断有无癌变风险。因此,病理报告的出具时间会晚于检查报告,通常需要1周左右。病理报告包括3部分:①收到组织标本的位置、数量、大小等。表明胃镜检查过程中取了患者哪部分的组织、取了几块。②病理医生对显微镜下组织细胞形态、分布的描述,比如黏膜层中性粒细胞、淋巴细胞浸润,是否有萎缩,伴或不伴肠上皮化生、异型增生等。

3. 若后续需要进行病理活检,该检查都会提示哪些疾病?

胃镜报告单只是医生基于内镜看到的一些表现而进行的结论汇总,并不是确定诊断。因此结合病理报告诊断结果可以帮助临床医生做出最好的疾病诊疗决策。以下是几种常见的病理诊断:

(1)慢性非萎缩性胃炎:即慢性浅表性胃炎,病理结果提示轻度慢性炎症者,常不需要治疗,注意自我保养,并养成良好生活饮食习惯,以免病情加重(图25-2)。

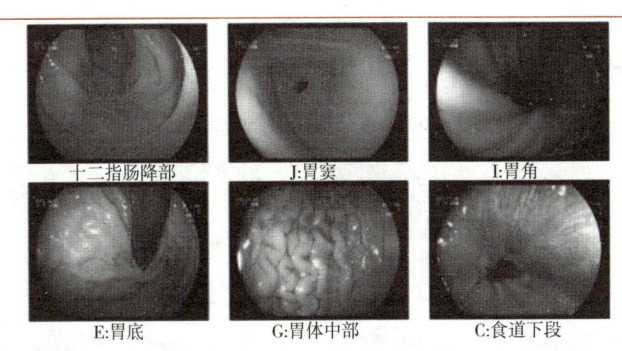

诊断描述：(食管)未见异常。
(贲门)齿状线清晰，位置正常，黏膜色泽正常、光滑。
(胃底)黏液糊呈黄色，少量。
(胃体)黏膜红白相间，以红为主。
(胃角)形态正常，光滑，弧度存在。
(胃窦)黏膜粗糙，呈颗粒状，红白相间，以红为主。
(幽门)圆，开闭好。
(十二指肠)球部及降部未见异常。

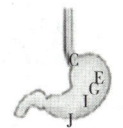

内镜诊断：慢性非萎缩性胃炎(鸡皮胃)

活　　检：胃窦一块　　　　　　　　　　HP检验：

医生建议：禁食2小时，之后72小时内进食少渣温凉半流质，不能饮酒及暴饮暴食，避免剧烈活动

图25-2　慢性非萎缩性胃炎

（2）慢性萎缩性胃炎：萎缩性胃炎是指胃黏膜变薄，其分泌胃酸、胃蛋白酶原功能减退，消化功能受损。此类患者需要健康饮食及定期随访（图25-3）。

（3）肠上皮化生：是胃黏膜上皮的形态和组织化学成分发生变化，出现类似小肠或大肠黏膜的上皮细胞。可分为5种亚型，包括完全性小肠化生、不完全性小肠化生、完全性大肠化生、不完全性大肠化生、混合性化生。目前认为，不完全性大肠化生、混合性化生容易癌变；完全性小肠化生、不完全性小肠化生和完全性大肠化生不易癌变。当病理报告中肠化生与不典型增生同时

出现时，则需要引起重视。在治疗上，主要是根除幽门螺杆菌、对症治疗及调节饮食、生活作息，具体措施需要参照医嘱。

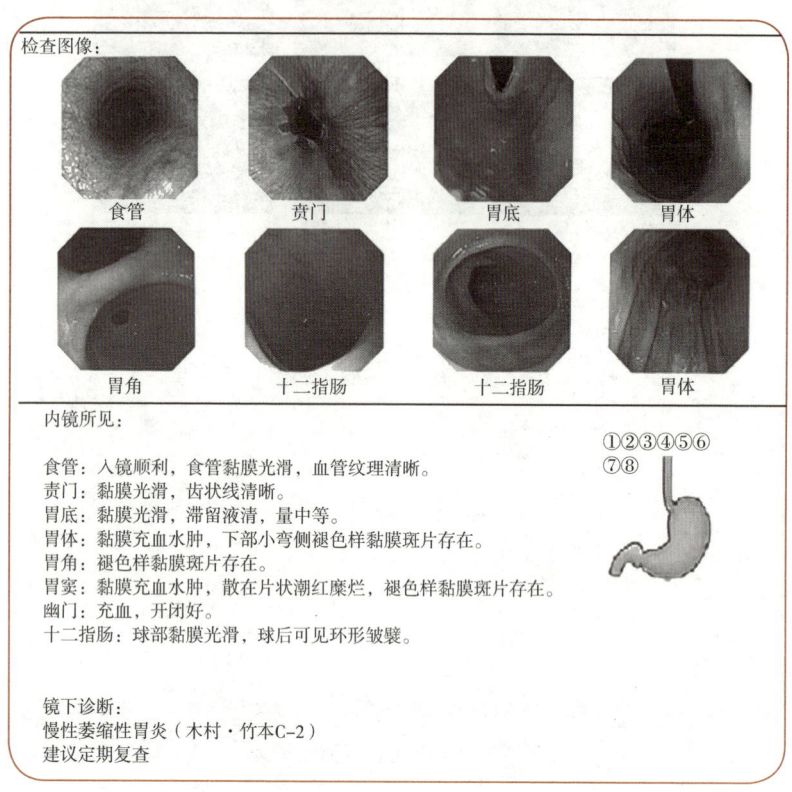

检查图像：

食管　　贲门　　胃底　　胃体

胃角　　十二指肠　　十二指肠　　胃体

内镜所见：

食管：入镜顺利，食管黏膜光滑，血管纹理清晰。
贲门：黏膜光滑，齿状线清晰。
胃底：黏膜光滑，滞留液清，量中等。
胃体：黏膜充血水肿，下部小弯侧褪色样黏膜斑片存在。
胃角：褪色样黏膜斑片存在。
胃窦：黏膜充血水肿，散在片状潮红糜烂，褪色样黏膜斑片存在。
幽门：充血，开闭好。
十二指肠：球部黏膜光滑，球后可见环形皱襞。

①②③④⑤⑥
⑦⑧

镜下诊断：
慢性萎缩性胃炎（木村·竹本C-2）
建议定期复查

图25-3　慢性萎缩性胃炎

（4）上皮内瘤变/异型增生：指细胞增生的性质出现异常，包括细胞大小、形态、排列异常等，需要引起高度重视，及时返院复诊，主诊医生会依据病变分化程度和范围提出相应的治疗及随访建议。

（5）腺瘤性息肉：主要与遗传、环境因素、压力、生活习惯等因素有关。需要注意的是胃镜活检一般只能取到黏膜层组织，因此只能确定病变性质，不能分期。具体病变程度还要结合超声胃镜、CT检查甚至手术结果才能判断。

4.哪些病理诊断结果提示癌变风险高？

下面几种病理诊断结果需要当心，有较高的癌变风险：①慢性萎缩性胃炎：提示胃部不只有浅表炎症，深层分泌胃液的腺体也被破坏，甚至慢慢消失。中重度的慢性萎缩性胃炎有一定的癌变风险；②肠上皮化生：指胃在受到损伤后的修复的过程中，长出了类似小肠、大肠的细胞。这种异常细胞范围越广，发展为胃癌的风险也就升高；③上皮内瘤变/异型增生：这是一种癌前病变，说明一些细胞的结构已经发生了变异；④腺瘤性息肉：这是胃息肉中存在一定癌变风险的类型。具体又分为管状腺瘤、绒毛状腺瘤、绒毛管状腺瘤，其中绒毛状腺瘤的癌变风险最高。

第二十六章 幽门螺杆菌检查

一、检查须知

幽门螺杆菌检查前的准备：①停服药物：在检查前1个月，需注意停用抗生素，在检查前半个月即2周左右，需停用质子泵抑制剂（PPI），如雷贝拉唑、奥美拉唑、兰索拉唑等。还需停止服用铋剂或具有杀菌作用的中成药等，上述药物需停药至少2周，以消除药物对检查的不利影响；②空腹：碳13、碳14呼气试验需空腹检查。对于胃排空没有障碍的患者，在饭后3个小时以上也可进行检查。对于胃排空延迟的患者，可能需更久的时间以排空胃内容物，如在饭后4个小时以上再进行检查，以消除假阴性因素；③注意饮食：检查前1天需注意饮食，避免进食过多碱性食物。因进食过多碱性食物可中和胃酸，而导致检查结果出现假阴性的概率增加。

二、项目指标及临床意义

目前临床上常用碳13、碳14呼气试验来检查幽门螺杆菌（Hp），也有的医院采用血清学幽门螺杆菌抗体检测。

1.碳13、碳14呼气试验的优势有哪些？如何操作？

碳13、碳14呼气试验是通过收集患者呼出气中的二氧化碳进行测量来判断患者Hp感染情况。碳13、碳14操作简便、无痛无创、准确度高，且可用于治疗后复查。

（1）碳13检测（呼气试验）的操作流程如下：医生开具检查申请单；受检者保持空腹状态，至检查科室交单检查；检查医生核对检查单，询问吞服药物情况及服药史后检查开始；受检者向检查气袋吹入足量气体；检查医生将碳13标记物药片（有时为胶囊）

交予受检者服下；服药后受检者坐下休息20分钟及以上，不进行激烈运动；休息够时间后，在检查医生指导下再次吹满一个气袋；检查医生收回气袋进行结果分析，告知检查者检查报告的获取方式及大概等待时间。碳13监测的原理见图26-1。

（2）碳14检测（呼气试验）的操作流程如下：受检者需空腹，到医院后使用约20ml凉开水送服碳14尿素胶囊一粒；静坐15~25分钟，等待胶囊在胃内充分反应；打开贴有本人姓名信息的CO_2集气瓶或集气袋，仔细核对个人信息；通过导管向集气瓶或集气袋内持续、平和、均匀地吹气，直至集气瓶中的液体由粉红色变为无色，或集气袋里卡片颜色吹成白色，吹气时间需达到3分钟；吹气结束后，将集气瓶或集气袋交给医生，医生检测集气瓶液体或卡片中碳14的量，判断是否存在幽门螺杆菌感染。

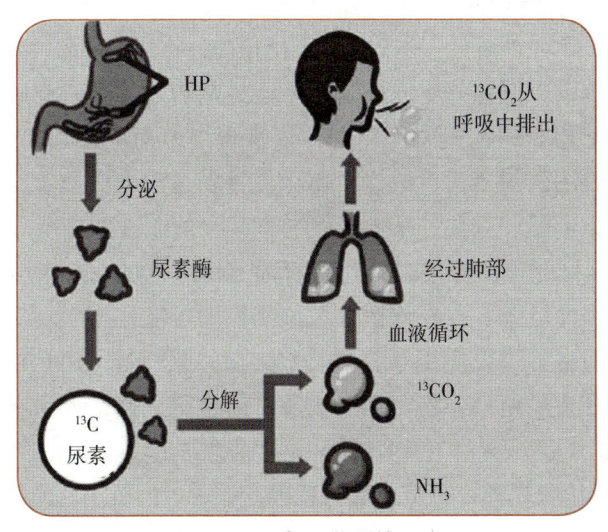

图26-1　碳13监测的原理

2.碳13、碳14呼气试验结果怎么看？

碳13呼气试验的检测结果通常以DOB值表示，其正常值范围是0~4。①若检测值处于0~4范围内，表示结果为阴性，即没有幽门螺杆菌感染；②若检测值≥4，则结果为阳性，表示体内存在幽门螺杆菌感染。

因国内医院所采用的设备、仪器、试剂不相同，碳14检测结果和正常值上限也不尽相同，但结果大于正常值上限时，即可判定为阳性。

3.碳13、碳14结果判定为阳性时，代表什么意义？

碳13、碳14呼气试验结果判定为阳性时，可提示以下情况：

（1）重度萎缩性胃炎：当重度萎缩性胃炎导致胃酸缺乏时，可能会引起胃内各种细菌过度生长，这些过度生长的细菌（非幽门螺杆菌）会产生较多的尿素酶，从而导致呼气试验假阳性。

（2）胃潴留：当胃内大量食物等潴留时（常见幽门梗阻），可能会导致呼气试验假阳性。

（3）胃动力异常：当胃肠道蠕动过快时，服用的检测试剂在没有达到采集气体样本时间之前就已经从胃腔进入了小肠，这时呼气试验检测出的是小肠内的产尿素酶细菌而不是幽门螺杆菌。甲亢、服用试剂后过度运动、服用促胃肠道动力药物等，都可以导致胃肠道蠕动过快，从而导致呼气试验假阳性的情况。

（4）胃部分切除术后：对于胃部分切除术后的患者，呼气试验的准确性较差，存在假阴性或假阳性的可能性较大。对于这类患者，通常不建议应用呼气试验检测幽门螺杆菌，而是建议采用幽门螺杆菌粪便抗原检测结合血清抗体检测，并结合患者的具体情况综合判断是否存在幽门螺杆菌现症感染。

（5）检验误差：任何检测方法都存在一定的假阴性或假阳性情况，当呼气检测值在临界值附近时，检测结果可存在假阳性或假阴性，此时需要结合患者的具体情况综合判断，当病情需要时，可以采用其他检测方法进一步协助诊断，或者择期重复行呼气试验。

4.检测数值越大，表示病情越严重吗？

幽门螺杆菌检查是一种"定性"（有没有）检测，而不是"定量"(有多少)检查。检测结果的数值大小,不代表感染是否严重,仅仅说明是否被感染。决定病情是否严重的因素可包括:有没有症状,有没有萎缩性胃炎、消化性溃疡、胃癌家族史等。

5.检测值低该如何应对?

对于确实存在幽门螺杆菌活动感染的患者,当呼气检测值较低时(一般指检测值低于2倍临界值),此时多提示感染者胃内的细菌增殖不活跃,甚至很多细菌可能发生了球形变,抗生素对幽门螺杆菌的杀菌作用主要是作用于增殖活跃期的细菌,当细菌增殖不活跃或者细菌发生球形变时应用抗生素治疗,则易导致治疗失败,还易诱导细菌耐药。因此当幽门螺杆菌感染患者在呼气检测值较低,且在没有特殊临床情况时,建议先不急于应用抗生素治疗,可以先应用一些中药、益生菌类药物对症治疗和调节,或者根据临床情况暂不用药观察,择期在时机合适时再应用抗生素治疗。

参考文献

[1] 真性红细胞增多症诊断与治疗中国指南（2022年版）[J].中华血液学杂志，2022，43（7）：537-541.

[2] 血细胞分析报告规范化指南[J].中华检验医学杂志，2020，43（6）：619-627.

[3] 尿液常规检验诊断报告模式专家共识[J].中华医学杂志，2017，97（18）：1369-1372.

[4] 中华医学会肝病学分会，中华医学会消化病学分会.常用肝脏生物化学试验的临床意义及评价共识[J].中华肝脏病杂志，2010，18（5）：387-393.

[5] 中国研究型医院学会血栓与止血专业委员会.D-二聚体实验室检测与临D-二聚体实验室检测与临床应用中国专家共识.中华医学杂志，2023，103（35）：2743-2756.

[6] 国家皮肤与免疫疾病临床医学研究中心（北京协和医院）实验诊断研究委员会，中国医师协会风湿免疫科医师分会自身抗体检测专业委员，国家风湿病数据中心.自身抗体检测质量控制专家共识[J].中华内科杂志，2023，62（12）：1418-1422.

[7] 中国甲状腺功能亢进症和其他原因所致甲状腺毒症诊治指南[J].中华内分泌代谢杂志，2022，38（8）：700-748.

[8] 林莉，淮静，黄贝尔，等."国际妇产科联盟关于子痫前期的建议：早孕期筛查和预防的实用性指南"介绍[J].中华围产医学杂志，2020，23（2）：142-146.

[9] 孕激素维持妊娠与黄体支持临床实践指南[J].中华生殖与避孕杂志，2021，41（2）：95-105.

[10] 临床实验室精液常规检验中国专家共识[J].中华检验医学杂志，2022，45（8）：802-812.

[11] 少精子症诊疗中国专家共识[J].中华生殖与避孕杂志，2021，41（7）：586-592.

[12] 弱精子症诊疗中国专家共识[J].中华生殖与避孕杂志，2021，41（7）：593-599.

[13] 新发呼吸道传染病的中西医结合诊治专家共识[J].中华传染病杂志,2019,37(9):531-533.

[14] 传染病重症诊治全国重点实验室,国家感染性疾病临床医学研究中心.多重病原体流行期间呼吸道感染临床诊治专家共识[J].中华临床感染病杂志,2023,16(6):412-419.

[15] 中国抗癌协会腹膜肿瘤专业委员会.中国肿瘤整合诊治指南:腹膜肿瘤(胃肠肿瘤部分)[J].中华胃肠外科杂志,2023,26(2):111-120.

[16] 室上性心动过速诊断及治疗中国专家共识(2021)[J].中华心律失常学杂志,2022,26(3):202-262.

[17] 李毅,韩雅玲.2023ESC急性冠脉综合征管理指南解读[J].中华心血管病杂志,2023,51(12):1263-1267.

[18] 佘君,丁建文,申捷.成人吸入性肺炎诊断和治疗专家建议[J].国际呼吸杂志,2022,42(2):86-96.

[19] 肺炎球菌性疾病免疫预防专家共识(2020版)[J].中华预防医学杂志,2020,54(12):1315-1363.

[20] 中华医学会呼吸病学分会.难治性肺癌中国专家共识[J].中华结核和呼吸杂志,2024,47(4):301-312.

[21] 国家呼吸内科医疗质量控制中心,中华医学会结核病学分会,中国防痨协会结核病控制专业分会,等.综合医疗机构肺结核早期发现临床实践指南[J].中国防痨杂志,2024,46(2):127-140.

[22] 张倩,王墨扬,吴永健.2021 ESC/EACTS心脏瓣膜病管理指南解读[J].中华心血管病杂志,2021,49(12):1256-1260.

[23] 中华医学会急诊医学分会,床旁临时心脏起搏急诊专家共识组.中国床旁临时心脏起搏急诊专家共识(2023[J]).中华危重病急救医学,2023,35(7):678-683.

[24] 中国研究型医院学会心肺复苏学专业委员会,中国老年保健协会心肺复苏专业委员会,中国健康管理协会健康文化委员会,等.中国心脏猝死防治救体系建设蓝皮书(2022)[J].中华危重病急救医学,2022,34(11):1121-1126.

[25] 肝病超声诊断指南[J].中华肝脏病杂志,2021,29(5):385-402.

[26] 张青,刘丽霞,霍焱,等.重症超声在重症相关操作中应用专家共识[J].中华内科杂志,2024,63(5):439-461.

［27］尹万红，王小亭，刘大为，等.中国重症经食管超声临床应用专家共识（2019）［J］.中华内科杂志，2019，58（12）：869-882.

［28］中国医师协会放射医师分会.冠心病CT检查和诊断中国专家共识［J］.中华放射学杂志，2024，58（2）：135-149.

［29］急性脑卒中多层螺旋CT检查技术专家共识［J］.中华放射学杂志，2020，54（9）：839-845.

［30］中华医学会放射学分会骨关节学组.肩关节CT和MR造影检查技术与诊断专家共识［J］.中华放射学杂志，2023，57（10）：1047-1053.

［31］胃癌诊疗指南（2022年版）［J］.中华消化外科杂志，2022，21（9）：1137-1164.